メンタルヘルスの道案内

現代を生きる30章

徳田完二／竹内健児／吉沅洪　編

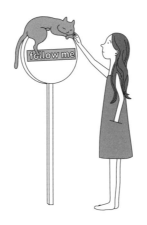

北大路書房

はしがき

　近年わが国では，メンタルヘルスについて人々の関心が高まっている。その高まりは歴史上もっとも顕著と言っても過言ではない。その背景として重要なのは，メンタルヘルスに関わるさまざまな問題が現実に生じており，しかもそれらの少なくとも一部が「これは人ごとではない」という印象を多くの人に与えているという状況であろう。たとえば，不登校，いじめ，ひきこもり，ハラスメント，虐待，自然災害，犯罪被害，うつ，老い，自死などである。これらの問題がマスコミでたびたび取り上げられるようになったのは，問題自体が増加しているためか，それについての人々の関心が高まっているためか，両者の相乗効果のためか，確実なことはわからない。しかし，いずれにしても，メンタルヘルスについての基本的知識を多くの人が持つことの必要性については，誰しも異論のないところであろう。本書は，上記の点に鑑み，メンタルヘルスについての基本的知識を広く取り上げるために編まれたものである。本書のねらいはメンタルヘルスの専門家ではない人にとってよき入門書となることにある。『メンタルヘルスの道案内』というタイトルはそれを現している。

　本書が想定する読者は，まず大学において初めてメンタルヘルスについて学ぶ学生である。この点から一般教育用のテキストとして使いやすいように工夫した。全体で30章なので，毎回2章ずつ取り上げれば半期の授業15コマ分に相当する。また，心理学を専攻する学生や看護学生などの入門的テキストあるいは参考図書としても使えるであろう。

　本書はまた，メンタルヘルスに関心のある一般読者にも読んでいただきたい。内容の難易度としては新書判くらいのところをねらっているので，全体的にはそれほど難しいものではないと思う。また，それぞれの章は短めで，その意味でも取っつきやすいはずである。後でも述べる全体構成にはそれなりの工夫を凝らしたつもりであるが，それぞれの章は独立性が高いので，章の配列にこだわらず，興味のあるところから自由に読んでいただいてもかまわない。

　ここで，本書の内容と構成について概略を説明しておきたい。本書は4部構成となっており，第1部は「メンタルヘルスの基礎」である。ここでは，メン

はしがき　　i

タルヘルスについての基本的考え方と，本書全体を貫くキーワードであるストレスについて解説している。「ストレス」はメンタルヘルスについて語る際に欠くことのできない基本概念である。第2部の章のタイトルの多くに「ストレス」の語が使われているのはこのためである。

　第2部は「生涯発達とストレス」であり，この世に生を受けてから死に至るまでのプロセス全体について取り上げ，各段階で留意すべき点を解説している。

　第3部は「不適応状態と心の病」であり，近年関心を持たれているさまざまな「心の問題」について幅広く解説している。

　第4部は「メンタルヘルスを維持する方法」である。ここには本書の特徴が2つある。ひとつは，メンタルヘルスに関わる自助・自己管理についてだけではなく，誰かの援助を受ける際に役立つさまざまな情報が取り上げられていることである。もうひとつは，専門家ではない人が周囲の人の相談に乗る際の留意点について述べられていることである。臨床心理学に関わる解説書の多くが「○○療法」など専門家が行う援助法の解説にとどまっていることからすれば，上記は本書のユニークさを示すものである。

　また，各章に盛り込めないいくつかのキーワードについては，Topicという形で手短に解説した。比較的新しい内容が多いので，ぜひお目通し願いたい。なお，各章末の「読書案内」はその章に関わる推薦図書である。さらなる学習に役立てていただければと思う。

　次に，本書の執筆陣について触れておきたい。各章を担当したのはすべて立命館大学の教員と非常勤講師であり，臨床心理士である。各章はそれぞれの臨床フィールドにおける経験をふまえつつ書かれているということも付け加えておこう。

　最後になったが，出版工房ひうち（燧）の秋山泰氏には，本書の出版企画自体も含めひとかたならぬお世話になった。また，出版をお引き受けいただいた北大路書房の諸兄姉にもいろいろとお骨折りいただいた。心より感謝したい。

2018年10月10日

編者を代表して

徳田　完二

▶メンタルヘルスの道案内　　現代を生きる30章───**目次**

はしがき

第1部　メンタルヘルスの基礎

1章　メンタルヘルスとは ……………………………………………………… 002

§1　メンタルヘルスとそれに影響を与える要因／§2　心理的問題の現れ方／§3　メンタルヘルスを支える個人的資質／§4　他者との関係，自己との関係とメンタルヘルス

2章　ストレスとは ……………………………………………………………… 008

§1　ストレスの定義／§2　私たちの生活とストレッサー／§3　ストレスによるこころと身体の反応／§4　ストレスの認知とその対処（ストレスコーピング）

第2部　生涯発達とストレス

3章　心の生涯発達 ……………………………………………………………… 016

§1　生涯を通した発達を複眼的・複線的に考える／§2　アイデンティティ危機と再体制化を理解する／§3　発達と回復を支える：時間における意味の探求

4章　乳幼児とストレス ………………………………………………………… 022

§1　乳幼児のそだち／§2　愛着形成／§3　乳幼児の発達における様々な問題

目次｜iii

5章　学校とストレス・・・028

§1　学童期から思春期青年期をとりまくストレス／§2　学校ストレス反応の生成過程と対処の実際／§3　いじめや虐待を見過ごさないために

6章　思春期とストレス・・・034

§1　思春期の課題とストレス／§2　思春期に起きやすい問題や不適応／§3　思春期の心身症や精神疾患

7章　大学生・青年期とストレス・・・・・・・・・・・・・・・・・・・・・・・・・・・・・・・・・・・040

§1　大学生とアイデンティティ／§2　青年期の親子関係／§3　青年期の友人関係／§4　青年期と居場所／§5　青年期と学生相談

8章　職業生活とストレス・・046

§1　職場のメンタルヘルスの意義／§2　職場のストレスとは／§3　労働災害の防止とメンタルヘルスマネジメント

9章　結婚とストレス・・・052

§1　未婚，非婚とストレス／§2　結婚生活とストレス／§3　離婚・再婚とストレス／§4　様々な結婚のありようとストレス／§5　ドメスティック・バイオレンス（DV）／§6　夫婦関係とメンタルヘルス／§7　まとめ

10章　出産・子育てとストレス・・・・・・・・・・・・・・・・・・・・・・・・・・・・・・・・・・・058

§1　妊娠・出産とストレス／§2　子育てとストレス／§3　子ども虐待／§4　育児ストレスの軽減のために

11章　老いとストレス・・・064

§1　高齢者のメンタルヘルス／§2　介護の中で人生を支える

12章　病気とストレス・・・070

§1　病気・疾患・病（やまい）／§2　病気とストレスの関係／§3　ストレスの評価・対処モデル／§4　深刻な病気とストレス／§5　病の体験における健康形成／§6　まとめ

13章 死とストレス···················076

§1 はじめに／§2 人生の比較的早期における死の自覚とストレス／§3 思春期から青年期にかけての死の意識とストレス／§4 二人称の死とグリーフ・ケア／§5 エンド・オブ・ライフ・ケアとストレス／§6 まとめ

第3部 不適応状態と心の病

14章 不登校・いじめ ·····················094

§1 不登校／§2 いじめ

15章 自殺・自傷・社会的引きこもり ·····················100

§1 自殺（自死）について／§2 自傷について／§3 社会的引きこもりについて

16章 犯罪と非行 ·····················106

§1 「犯罪」,「非行」とは／§2 非行行動と非行臨床の4類型／§3 非行,犯罪への対応の基本：非行少年にどう向き合うか

17章 被害者 ·····················112

§1 被害とトラウマ／§2 被害者に起こりうる症状／§3 被害者の回復／§4 被害者支援

18章 さまざまな精神疾患【1】 ·····················118

§1 統合失調症／§2 気分障害：うつ病／§3 パーソナリティ障害

19章 さまざまな精神疾患【2】 ·····················124

§1 パニック障害／§2 心的外傷後ストレス障害（PTSD）／§3 摂食障害／§4 アルコール依存症

20章　子どもの精神疾患　　　　　　　　　　　　　　　130

§1　子どもに見られる精神疾患，行動での問題の枠組み／§2　神経発達を背景にもつ状態／§3　情動に関わる不適応行動，精神症状

第4部　メンタルヘルスを維持する方法

21章　リラクセーションとストレス解消法　　　　　　　　142

§1　ストレスとリラクセーション技法／§2　漸進的筋弛緩法／§3　イメージ呼吸法／§4　気がかりの整理法

22章　自己の回復　　　　　　　　　　　　　　　　　148

§1　自己の回復と支援／§2　応答する自己／§3　カウンセリングと自己の変化

23章　社会的スキルとアサーション　　　　　　　　　154

§1　社会的スキル／§2　アサーション／§3　機能的アサーション／§4　まとめ

24章　感情を調節する　　　　　　　　　　　　　　160

§1　感情調節と精神病理／§2　感情調節はいかにして問題となるか／§3　文脈的認知行動療法／§4　適応的な感情調節のためのポイント

25章　周囲の人に相談する　　　　　　　　　　　　　166

§1　心の問題の解決法／§2　相談力／§3　相談をためらう心理／§4　自分の心を開く勇気

26章　心理療法を受ける　　　　　　　　　　　　　　172

§1　身近な人への相談と専門家への相談／§2　心理療法／§3　心理療法の多様性

vi　　│　目次

27章　精神科の利用の仕方 ··· 178

　　§1　精神科と心療内科の違い／§2　総合病院精神科，精神科病院，精神科診療所／§3　薬について

28章　相談機関の利用の仕方 ··· 184

　　§1　私たちが利用できる相談機関／§2　それぞれの相談機関の概要／§3　まとめ

29章　相談に乗る ·· 190

　　§1　相談に乗るときの基本原則／§2　カウンセリングの基本的考え方

30章　職場のストレス管理 ··· 196

　　§1　職場のストレス管理に関する国の施策等／§2　事業場外資源によるケア／§3　事業場内産業保健スタッフによるケア／§4　ラインによるケア／§5　セルフケア

　▷参考文献 ··· 215
　▷人名・事項索引 ··· 225

```
┌─────────────────────────────────────────────┐
      ★Topic目次★

  1　児童養護施設の子どもたち（082）／2　保育士のストレス（084）／3　LGBT：セ
  クシュアルマイノリティ（086）／4　不妊とストレス（088）／5　異文化とストレス
  （090）／6　「コグトレ」とは？：子どもたちを変えるトレーニング（136）／7　絵本
  とストレスコーピング：心を癒す絵本と音楽の力（138）／8　マインドフルネス（202）
  ／9　高次脳機能障害（204）／10　スクールカウンセラー（206）／11　スクールソ
  ーシャルワーカー（SSW）（208）／12　学生相談（210）／13　文化と心のケア（212）
└─────────────────────────────────────────────┘
```

第1部

メンタルヘルスの基礎

1章―メンタルヘルスとは
2章―ストレスとは

1章──メンタルヘルスとは

▶§─1　メンタルヘルスとそれに影響を与える要因

▶▶メンタルヘルスとは

　メンタルヘルスとは心の健康のことである。からだに健康・不健康があるように心にも健康・不健康がある。メンタルヘルスを定義するのはなかなか困難なことなので，ここでは立ち入った議論はせず，常識的理解の範囲にとどめておきたい。つまり，メンタルヘルスが良好であるとは，心が健やかであること，つまり，深刻な不安や緊張を感じずに日々を過ごせている状態，また，心の穏やかさを揺るがしかねない事態があってもそれにうまく対処できている状態を指すことにする。

▶▶精神衛生とメンタルヘルス

　以前は精神衛生という言葉がよく使われたが，最近はあまり聞かなくなった。このため，「精神衛生」は語感として少し古くさく感じる人が少なくないのではなかろうか。これに代わって使われるようになった「メンタルヘルス」という言葉を最近よく耳にするのは，それに関心を持つ人が多いからであろう。また，メンタルヘルスに関心が持たれるのは，メンタルヘルスが脅かされるような状況がさまざまなところに生じているからかも知れない。本章ではメンタルヘルスについて理解するための基本的枠組みについて述べよう。

▶▶生まれつきの性質・生まれてからの対人経験

　人にはそれぞれパーソナリティ（性格，人となり）がある。それはどのように形成されるのだろうか。ひとことで言えば，パーソナリティの形成にはその人の「生まれつきの性質」と「生まれてからの対人経験」が関わっている。また，両者にはしばしば相互作用がある。たとえば，積極的に周囲と関わろうとする傾向が生まれつき乏しい子どもがいたとする。そのような傾向があるために親などからあまりかまってもらえずに育つと，引っ込み思案な性質をますます強めるかも知れない。メンタルヘルスが良好かどうかについてもこれと同じよう

に「生まれつきの性質」と「生まれてからの対人経験」が関わっており，両者
はしばしば影響し合う。両者には当然個人差があるため，人はみなその人特有
の性質を持つことになる。

▶▶発達課題

　人が育つ過程にはいくつかの段階があり，それは通常，幼児期，児童期，思
春期，青年期，成人期，老年期に分けられる。そして，それぞれの段階には発
達課題と呼ばれるものがある。たとえば，「言葉を習得するという課題」「同年
の友だちと遊べるようになるという課題」「親から心理的に自立するという課
題」などである。これらの課題に取り組み，それを達成することを通して人は
成長する。いつどのようにこのような課題に取り組むかには個人差がある。し
かし，成長していくためには，どこかの時点で，何らかの形で，これらの課題
に取り組まなければならないという点で，どの人も同じである。そのような意
味において発達課題はみなに共通である。

　発達課題をうまく達成できるかどうかはメンタルヘルスに影響する。たとえ
ば，青年期以降になっても「親から心理的に自立するという課題」が達成され
ずにいるのは，心理的未熟さを残したままだということであり，メンタルヘル
スの点で望ましくない。なぜなら，心理的未熟さに起因するメンタルヘルス上
の問題が生じるかも知れないからである。

▶▶生活上のこと・偶然の出来事

　メンタルヘルスに影響を与えるものとして「生活上のこと」もある。これは，
その人がどのような環境や状況で生まれ育つかということである。たとえば「大
都会の真ん中」と「過疎地の山村」，あるいは「経済的に豊かで平和な国」と「内
戦の続く貧しい地域」では，そこで生まれ育つ人が被る影響は大きく異なるで
あろう。こうした地理的・経済的・文化的状況などもそこで生まれ育つ人の心
身の成長を左右し，したがってメンタルヘルスにも影響を与える。

　また，偶然の出来事がメンタルヘルスに影響することもある。たとえば，乗
っていた電車が事故を起こしたり，住んでいた地域が大規模災害に見舞われた
りするのは偶然の出来事であるが，それに遭遇した人にとっては大きな心理的
ダメージとなり，メンタルヘルスに悪影響を与える可能性がある。ただし，そ
の影響は人によって異なる。たとえば，そのような出来事に遭遇するまでにど
のようなパーソナリティが形成されていたかによって，受けるダメージの大き

1章　メンタルヘルスとは　｜　003

さに差異が生じる。つまり，客観的には同じ程度のダメージであっても，「打たれ強いパーソナリティ」の人はそうでない人よりも小さな影響しか受けないであろう。

▶§—2　心理的問題の現れ方

▶▶心理的問題の3パターン

　メンタルヘルスに影響を与えるような不安や葛藤が持続すると，何らかの心理的問題が現れる。その現れ方には3つのパターンがある（笠原, 1981）。その3つは内面化，身体化，行動化と呼ぶことができる。なお，ひとりの人にこれらのうちの2つあるいは3つが重なって現れることもある。

▶▶内面化

　これは，「気持ちが落ち込む」「不安になる」など，気持ち，感情，気分の面に問題が現れることである。その程度がひどいものは，抑うつ症状，不安症状など精神症状と呼ばれる域に達する。このような場合，上記のような問題があることは本人自身に自覚されている。つまり，本人は問題意識を持っているわけである。したがって，問題の背景や原因はわからなくても，自分が問題を持っていること自体はわかるので，それをどうにかしたいという気持ちになりやすい。

▶▶身体化

　これは心理的要因がもとになってからだに症状が現れることである。たとえば，頭痛，発熱，吐き気，からだの痛みなどである。このような場合，問題の背景に心理的要因のあることを本人が自覚できないことも少なくない。ただし，症状自体は自覚できるので，その意味で問題意識はある。しかし，心理的問題ではなくからだの病気と考えがちである。このため内科などを受診するが，検査の結果，身体的には特に異常がないと言われることが多い。

▶▶行動化

　これは，気持ち，感情，気分の問題でもなく，からだの問題でもなく，行動に問題が現れることである。つまり，周囲を困らせたり自分で自分を傷つけたりするような不適切な行動や，通常は好ましくないとされているような行動をする。例として，暴力行為，自傷行為，不適切な性行動などがある。不登校や

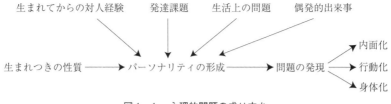

図1・1　心理的問題の成り立ち

引きこもりも，「学校へ行かない」「社会に出て行かない」という行動面だけをとらえれば，行動化の一種とも言える。行動化においては，その背景に心理的要因のあることが本人に自覚されにくい。また，自分が問題行動をしているという自覚がそもそもなかったり希薄だったりすることもある。

▶▶▶心の成熟度と問題の現れ方の関係

　赤ん坊は不快なことがあれば泣いたり熱を出したりお乳を吐いたりはするが，大人のように「悩む」ということはない。問題を「心の悩み」として体験できるにはある程度以上の心の成熟が必要である。身体化と行動化はそのような成熟が必要ない。したがって，身体化と行動化という形で問題が現れるということは，その人が心の成熟度の面で低い部分をもっていることを示唆する。内面化という形で問題が現れる場合は，本人が自分自身の心の問題として悩んでいるということなので，身体化や行動化という形で問題が現れる場合よりも心の成熟度が高いと考えられる。

▶▶▶心理的問題の成り立ち

　これまで述べてきたこと全体を図に示せば図1・1のようになる。図で示そうとしたのは次のことである。すなわち，パーソナリティの形成には「生まれつきの性質」と「生まれてからの対人経験」に加えて「発達課題」「生活上の問題」「偶発的出来事」が影響を与え，パーソナリティの順調な形成が妨げられることから何らかの心理的問題が現れ，その現れ方には「内面化」「身体化」「行動化」という3つのパターンがある。

▶§—3　メンタルヘルスを支える個人的資質

▶▶個人的資質の3つのポイント

メンタルヘルスを支える個人的資質，つまりそれぞれの人がもっている心理的な能力としては，ポジティブな認知傾向，感情統制力，積極的行動力の3つが重要と考えられる（徳田, 2013）。

▶▶ポジティブな認知傾向

認知とはものごとをどうとらえるかということである。ポジティブな認知傾向とは，肯定的，楽観的にものごとをとらえる性質のことである。この逆はネガティブな認知傾向であり，ものごとを否定的，悲観的にとらえる性質である。

▶▶感情統制力

人は，喜び，怒り，悲しみなどさまざまな感情を体験する。感情統制力とは，ある感情に押しつぶされたり，ある感情を抱えきれなくなったり，ある感情に突き動かされて不適切な行動をとったりするのではなく，それらの感情を感じながらも，持ちこたえたり適切な形で表現したりする能力のことである。感情が統制できているとは，大変なことが起こっても何も感じないということではない。

▶▶積極的行動力

これは新しいことに興味を持ち，ものごとに主体的に取り組むという形で行動する能力である。人は常に何かを考え，何かを感じ，何らかの行動をしているのであるから，これまで述べたような，認知面，感情面，行動面という3つの側面から人をとらえることは心理学的理解の基本といえる。

▶§—4　他者との関係，自己との関係とメンタルヘルス

▶▶他者との関係とメンタルヘルス

人は他者と関わりながら生きているので，メンタルヘルスは他者との関係にも左右される。これについては§—1でも触れたが，他者との関係とメンタルヘルスのつながりについてもう少し考えてみよう。

人はそれぞれ「自分とはどのような存在か」についてのイメージを持ってお

り，これは自己像，自己イメージなどと呼ばれる。自己像はこれまでにしてきたさまざまな経験を通して形成される。その中でもとくに重要なのは，自分が他者からどのように扱われてきたか，他者からどのように見られてきたかという経験である。つまり，自分に対する他者の態度が自己像に大きな影響を与える。たとえば，まわりから大切に扱われた人は「自分はまわりから大切に扱われるに値する存在だ」という感覚をもち，まわりから粗末な扱いを受けた人は「自分はまわりから大切に扱われるに値しない存在だ」という感覚をもってしまう可能性が高い。このことは「人は鏡に映った自分（鏡像）を通してしか自分の姿を見ることができない」という事実と関わりがある。鏡像は自分とそっくりではあるが，自分自身ではなく自分の外にある。このように，人は自分の外にあるものを手がかりに自分という存在を認識する。「鏡にあのように映っているのだから，自分はあのような姿をしているのだろう」と考えるわけである。自分を直接外から見ることができないわれわれにとって，まわりの人が自分に対してどのような態度をとるかが自分を知るための重要な手がかりになる。こうして，まわりの人から不適切な扱いを受けると，歪んだ自己像が形成される可能性が高くなる（徳田, 2000）。

▶▶自己との関係とメンタルヘルス

　人にとって重要なのは他者と関係だけではない。人には自分自身との関係というものがある。自分で自分自身のことをどう思っているかもメンタルヘルスにとって重要である。「自分のことが嫌いだ」「ありのままの自分を見たくない」などと感じる場合は，メンタルヘルスが良好ではない。逆に，自分を認め，受け入れられていることがメンタルヘルスにとって望ましい。これを自己受容という。自分との関係でもう一つ重要なことは，自己理解つまり自分のことがわかっているということである。これには，自分の能力や適性についての理解や，そのつどの自分の心の動き（いま何を考え，何を感じているか）についての理解がある。適切な自己理解ができていることがメンタルヘルスにとっては望ましい。

★読書案内★

滝川一廣（2004）心の本質とは何か，ちくま新書

【徳田完二】

2章──ストレスとは

▶§－1　ストレスの定義

▶▶ストレスという言葉

　ストレスという言葉はもともと，工学用語であった。ある材料に圧力をかけたときに，その材料がゆがむ。その押す力に対して反発する力（歪み）をストレスと呼んでいたが，今では普段よく用いる精神的な疲れを示す言葉になっている。実際に何の実体を指しているのかは曖昧で，「ストレス」とは，ストレスの原因となる「ストレッサー」と，そのストレッサーに対処するために起こる心と体の反応「ストレス反応（ストレイン）」の2つを指しているとされる。たとえば，「はー，レポートがすごいストレス」という場合はストレッサーであり，「ストレスがたまってしんどい」という場合はストレス反応を指す。

▶▶ストレスの発見

　そのストレスという言葉を医学や心理学に持ち込んだのが，生理学者のセリエである。セリエ（1946）は，特定の環境が特定の症状を生み出すのではなく，さまざまなストレッサーがさまざまなストレス反応を引き起こす事を見いだし，これを「汎適応性症候群（GAS：general adaptation syndrome）」と名付けた。その中でセリエは，ストレッサーが持続して与えられたときに，時間経過の中で生体が反応していくかを示した。それが，第1段階「警告反応期」，第2段階「抵抗期」，第3段階「疲憊期」である。第1段階には，ストレッサーに対してショックを受ける段階「ショック期」と，そのストレスに対応する段階「反ショック期」があり，はじめはショックにより抵抗力が低下するものの，すぐに抵抗力が強まる。第2段階では，安定的な抵抗力を発揮し，さまざまな方法でストレッサーの解消が図られる。第3段階では，抵抗するための緊張を維持することができなくなり，破綻する。この段階では，身体はすでにストレスに抵抗できる能力を失い，最終的には死亡してしまうのである。

008 │ 第1部　メンタルヘルスの基礎

▶ §—2　私たちの生活とストレッサー

▶▶ストレッサーの種類

　ストレッサーの分類として一般的なものが，温度や室温，照度，騒音などの「物理的ストレッサー」，細菌やウイルス，空腹や睡眠不足などの「生物学的ストレッサー」，排気ガスや有害物質などの「化学的ストレッサー」，人間関係や卒業，引っ越し，結婚などの人生での出来事などの「心理社会的ストレッサー」の4つに分類される。また，ストレスに晒される時間によって，「イベント型ストレッサー」と「慢性的ストレッサー」に分けられることがある。

▶▶日常的なイベントとストレッサー

　ラザラス（1981）は，何が人々のストレス反応の原因になるのか同定するために，日常生活の出来事からデイリーハッスルズ（日常のいらだち事）を明らかにした。また，ホームズとレイ（1967）は，日常のイベントがどの程度ストレスを与えるかについて，社会再適応尺度を作成した。この尺度は，一見ストレスと関係がないと引っ越しや，好ましいと思われる結婚や昇進なども，ストレスになることを示している。

▶▶ライフサイクルとストレッサー

　人生には，さまざまな課題があり，年齢ごとに達成しなければならないことがある。例えば，学生にとっては勉学のこと，親になると子育てや仕事など，そのライフサイクルごとに課題があり，エリクソン（2011）は心理社会発達課題を示す中で，心理的危機という概念で説明している。さまざまな段階でストレスが見られることを他章で詳述しているので参照していただきたい。

▶▶内的ストレッサーと外的ストレッサー

　内的なストレッサーとは，自分の内側にあるストレッサーであり，自分に自信がない劣等感，将来に対する不安，トラウマを抱えている等である。これらは，行動の選択の幅を狭めたり，消極的な態度に繋がることがある。外的なストレッサーとは，自分の外にあるものであり，自分を取り巻く環境や課題などが含まれる。実際には，環境の認知の主体は自分であり，環境についても主観的な認識によるため，内的・外的を明確に区別することは難しい。

2章　ストレスとは

▶▶ライフリスクとしてのトラウマティックストレス

　強度の高いストレスは，トラウマになる可能性がある。私たちは，毎日を過ごす中でトラウマに晒されるリスクが常にある。災害，事件，人的損害（いじめやハラスメント），事故，病気，さらには自身の持つ能力や障害，経済的問題，出生などの社会的問題など挙げればきりが無い。ストレスがトラウマ化しているサインとして，特有のトラウマ反応（回避，再体験，過覚醒，麻痺）が見られる。これらをライフリスクということができる。ライフリスクという言葉は産業領域で会社経営や保険商品で使われているが，それに付随して心理的なリスクも重大な問題となる。

▶ §—3　ストレスによるこころと身体の反応

▶▶ストレスと身体・心理的反応

　ストレスに晒されたときに身体と心理的反応が起こる。それは，ストレッサーに打ち勝つため，身体が戦闘態勢になるためである。中枢神経での反応を示したものが図2・1である。この反応をキャノン（1929）は「闘争―逃走反応」と呼び，人が危機的状況に陥ったときにその状況から脱するために，中枢神経系で判断がなされた後，内分泌系，免疫系，自律神経系の交感神経が優位になっていて，俊敏性や敏感性，活動性などの向上が見られる。その結果，心拍の増大，血圧の上昇，瞳孔の拡大，末梢血管の収縮などによって，その危機に向き合ったり，あるいは逃走しようとする。慢性的なストレスが維持された結果，ストレス関連性疾患へ発展する。

▶▶ストレスと急性・慢性的反応

　現代は常にストレスに晒されている。子どもたちは遊ぶ場所が奪われ，日々忙しく学業に励んでいる。会社ではノルマや業績でプレッシャーをかけられる。結果的に心も体も疲弊してしまうのである。この状態が慢性的に続くと，生理的な負荷が身体にかかり，身体面の変化，心理面の変化，行動面の変化が表れる（表2・1）。

　また，精神疾患にも発展し，その代表的なものが気分障害（うつ病）である（ストレス脆弱性仮説）。また，全般性不安障害（パニック障害），アルコール依存症，摂食障害などに発展するのである。

010　│　第1部　メンタルヘルスの基礎

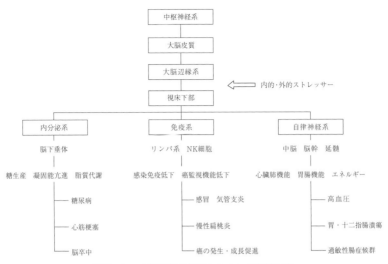

図2・1　中枢神経の反応とストレス関連疾患

表2・1　ストレスによる身体面・心理面・行動面の反応

	身体面	心理面	行動面
急性反応	動悸・発汗・顔面紅潮・胃痛・下痢・振戦（ふるえ）・筋緊張	不安・緊張・怒り・興奮・混乱・落胆	回避・逃避・エラー・事故・口論・けんか
慢性反応	疲労・不眠・循環器系症状・消化器系症状・神経筋肉系症状	不安・短気・抑うつ・無気力・不満・退職願望	遅刻・欠勤・作業能率の低下・大酒・禁煙・生活の乱れ

出所：岩田（1997）

▶§―4　ストレスの認知とその対処（ストレスコーピング）

▶▶ストレスの認知と対処

　ストレスを感じるとどのような認知的処理が起こるのだろうか。ラザラス（1984）の「トランザクショナルモデル」がある。この理論では、ストレスに対する認知的要素の影響について述べられている。まず、ストレッサーに対してその質と量の評価が行われる。これは一次的評価と呼ばれる。次に、そのストレッサーに対処する方法が選択され（二次的評価）、実際の対処行動が行われる。
　ストレスの認知は経験や能力による個人差が大きく、ストレスに強い人も弱

い人もいる。その能力をストレス耐性と呼ぶ。ストレスの耐性は，レジリエンス，ロバストネス，ハーディネスなどさまざまな種類がある。また，ストレス認知は個人特性やストレス耐性と密接にかかわっており，その認知が現実と大きくずれたときに，自らストレスを作り出すということも起きる。

　ストレス認知は非常に複雑なプロセスを経ており，いまだにそのメカニズムについては十分に解明されていない。その複雑なプロセスの中でも，近年重視されている視点は「意味づけ」というプロセスである。ストレスとなる出来事をどのように意味づけるかによって，そのストレスの受け取り方やストレス反応が異なってくる。

▶▶コーピングの種類

　人は人生を経験していく中で，自然にいろいろなストレスへの対処法を身につけていく。その対処のことをストレスコーピングと呼ぶ。ラザラスとフォルクマン（1988）によると，コーピングは大きく問題焦点型対処と情動焦点型対処に分けられる。問題焦点型対処とは，問題の解決のために取り組む方法であり，情報の収集や問題解決方法の模索，計画の策定などである。問題解決法でも解決できないものとして，未来や社会に対する不安や，他人の行動などがある。こうしたものは，そもそも自分のコントロールできるものではないので，前提としてストレッサーから除外することが認知的対処として有効だろう。

　情動焦点型対処は，不安な感情に共感などを求める対処であり，感情の発散や緊張の解消を目的としている。具体的には，気のゆるせる人にグチをこぼしたり，身体をリラクセーションしたり，マッサージするなどがある。

　これらの対処が有効に機能するためには，自分の行動でストレス状況を変えることができる「コントロール可能性」が高いほど，問題焦点型対処が有効であり，低いほど情動焦点型対処が有効であるとされる。

　実際のコーピングの第1ステップは，まず自分が良く用いている気晴らし方法を積極的に活用することである。些細なことでも良いので，ストレスを感じたときに，できるだけ数多くの気晴らし方法を繰り返し用いることがストレス軽減に役立つ。

▶▶ソーシャルサポートの活用

　ストレスへの対処には，個人として努力する以外に，人に相談することや周りの資源を活用するものがある。これらをソーシャルサポートという。ソーシ

ャルサポートには「道具的」,「情報的」,「情緒的」,「評価的」の4種類がある。これらのサポートは,ストレスを軽減する上で非常に有効とされており,一人の努力以上に得られるメリットがあることを知っておく必要がある。

▶▶人生の意義とストレスコーピング

　最も重大な視点としては,ストレスと人生の意義についてである。ストレスとは,結果的に自分の人生の意義と相関している。人生の目的が明確な場合,かなり大きなストレスがかかってもそれが強い動機づけになることもある。例えば,ロミオとジュリエット効果（恋愛関係が周囲から否定されるとより関係をつなげようとする）である。親などの周囲の激しい抵抗（ストレス）があるために,逆にそれが強い動機づけとなる。このように,ストレスは「意味づけ」によって認知が変化するため,人生の目標を明確にすることがストレスを対処することに繋がるのである。しかし,これらを悪用したものが社会問題となっており,やりがい搾取と呼ばれている。生きる意味が見いだせない人にやりがいを与え,低賃金で労働させる。私たちの「やりがい」を悪用されないためには,自分の人生は自分で決定することが求められるのである。

【赤田太郎】

2章　ストレスとは　013

第**2**部

生涯発達とストレス

3章―心の生涯発達／4章―乳幼児とストレス
5章―学校とストレス／6章―思春期とストレス
7章―大学生・青年期とストレス／8章―職業生活とストレス
9章―結婚とストレス／10章―出産・子育てとストレス
11章―老いとストレス／12章―病気とストレス／13章―死とストレス

3章——心の生涯発達

▶ § — 1　生涯を通した発達を複眼的・複線的に考える

　生涯を通じて心がどのように発達するかを考えるに際し，いかなる観点でどのような問いをもって心の発達をとらえるかということは重要である。

▶▶生涯発達心理学のものの見方

　生涯発達心理学は，従来の児童心理学に成人や老人の心理学をつぎたし胎児から老人までの年齢別の発達研究を寄せ集めて成り立つものではない（大藪, 2014）。発達の変化を一方向的にみる発達観から併行的・多方向的な発達があるという見方への変更，また，文化・歴史・状況的文脈の違いをとらえる志向性を含む，観点の改革である。同じ行動でも違う観点や価値観から眺めることで評価が相対化され，位置づけや意味づけが変わる（岡本・深瀬, 2013）。

▶▶発達における価値の転換

　発達観と発達のゴール，変化の様相などにより，発達の基本イメージをタイプ化し線描写した「生涯発達の 6 つのモデル」がある（やまだ, 1995）。これらは，「発達を何らかのプラスの価値への接近とみなす」あるいは「発達とは生涯にわたって展開するプロセスである」という発達観の違いにより整理される。前者の発達観にあてはまる「成熟モデル」と「両行モデル」をみてみよう。「成熟モデル」は，複数の機能を同時に考え，ある機能を喪失する一方で別の機能が成熟することを示す。獲得（成長）と喪失（衰退）など相対立する価値をもつ機能を同時に視野に入れたバステルや，質の異なる 8 つの徳（力）を関係させ織物のように図式化したエリクソンの発達理論が該当する。8 つの徳が併行的にまた交差して発達することが考えられており，発達目的が単線でない点で「両行モデル」の一変型でもある。「両行モデル」は「ふたつながら行われていくこと」「矛盾の同時存在」を含意し，同じ現象への価値評価の変化やゆらぎが想定されている。

▶▶生涯発達心理学と臨床心理学の接点

　こうした基本モデルを下敷きに，生涯発達心理学の根幹をなす問いから，「人

生の前段階までに獲得された発達的な特質は，後の人生のなかでどの程度変化する可能性があるか」という臨床心理学に接続する要点が抽出される（岡本・深瀬, 2013）。とりわけ両行モデルからは，マイナスが時間を経てプラスに変わるというように，喪失をポジティブに眺める「発達における喪失の意義」という危機からの回復をかたどる重要な観点が導き出されもする（やまだ, 1995）。こうした問いや観点からは，人生で遭遇する危機の体験の仕方と回復の有り様，未解決の葛藤・困難・危機からの心の発達という，臨床心理学における重要課題が明確になる。

▶ § ― 2　アイデンティティ危機と再体制化を理解する

　心の発達を危機との関連で考えるうえで，エリクソンが臨床的な問題と人生周期を通じた発達的な問題として論じたアイデンティティ概念は重要である。

▶▶エリクソンの心理社会的発達段階説

　フロイトが，リビドーという性的エネルギーによる心理-性的な自我の個体発達が思春期・青年期で完了するとしたのに対し，エリクソンは，心理-社会的な自我の観点から社会との関連を重視し，8段階からなる生涯にわたる発達理論を展開した。発達を退行的・病理的な方向を含めて考え危機と呼び，発達的危機を，成長・成熟の方向と退行的・病理的方向への分かれ目・岐路とした。そして，各発達段階に固有の心理-社会的危機と得られる8つの徳（力）により（岡本ら, 2010），精神分析的個体発達分化の図式（Epigenetic Scheme）（図3・1）を提唱した。

　第1段階は「基本的信頼 対 基本的不信：希望」である。基本的信頼なしに乳児は生きることができない。基本的信頼は希望の証であり，この世の試練と人生の苦難から自分を守る一貫した支えである。第2段階は「自律性 対 恥，疑惑：意志」である。2歳頃になると歩こうとする強い意志をもち，また歩くことができることを誇示する。しかし限界があり度を超えてコントロールを失うと，不安定な状態に後戻りし自信を喪失し，自分の能力への恥と疑惑の感覚に襲われる。第3段階は「自主性 対 罪悪感：目的」である。自発性は勇敢で英雄的だが，不発に終わると激しい収縮の感覚に襲われ，また，扇動的になると不全感や罪悪感のなかに取り残される。第4段階は「勤勉性 対 劣等感：適

	1	2	3	4	5	6	7	8
老年期Ⅷ								統合 対 絶望，嫌悪 英知
成人期Ⅶ							生殖性 対 停滞 世話	
前成人期Ⅵ						親密 対 孤立 愛		
青年期Ⅴ					同一性 対 同一性混乱 忠誠			
学童期Ⅳ				勤勉性 対 劣等感 適格				
遊戯期Ⅲ			自主性 対 罪悪感 目的					
幼児期 初期Ⅱ		自律性 対 恥，疑惑 意志						
乳児期Ⅰ	基本的信頼 対 基本的不信 希望							

図3・1　精神分析的個体発達分化の図式における心理社会的課題

出所：エリクソン夫妻，村瀬・近藤訳2001，73頁

格」である。この頃に抱く，自分は何が得意で何に向いているかという問いは
すべて，他者に受け容れられ理解されるために適格（有能）の基準がつきまと
う。第5段階は「同一性 対 同一性混乱：忠誠」である。地に足をつけ，自分
がどこにいて，何者であり，何にコミットする者であるかをはっきり見通すこ
とのできる高みに引き上げてくれるのは，結局，自分自身が誰かということに
関する純粋な感覚だけである。この実存的な同一性に混乱をきたすと，私と
いう人間が，自他にとって不可解なものとなる。第6段階は「親密 対 孤立：
愛」である。愛することや他者の内に自己を見出すことは充足と歓喜をもたら
すが，他方，その実り豊かさを経験できなければ孤立感と剥奪感に襲われる。
第7段階は「生殖性 対 停滞：世話」である。最も近しく親しい人たちに囲ま
れ世話をし世話をされながら，コミュニティの様々な活動に関与して生きるの

は，挑戦的で興奮する素晴らしい営みである。それだけに，生み育てること（generativity），新しいものを生み出すこと（creativity），他者を大切にすることや世話することから完全に退くと，停滞の感覚がやってくる。第8段階は「統合 対 絶望，嫌悪：英知」である。この段階における生は，それまでの生の回想的な評価を含む。自分の人生を受け容れられるか否かが絶望や嫌悪の程度を決定する（エリクソン夫妻，村瀬・近藤訳2001）。

　以上，心理社会的発達段階の図式を概観したが，人生はアイデンティティの再体制化の連続であると，エリクソンが第5段階の青年期のアイデンティティ獲得に注目したことは特筆すべきことである。アイデンティティ論は生涯全体をとらえる重要な視座を提供し，成人期・老年期の発達，関係性の発達，女性特有の発達に関する理論構築にもつながった（岡本ら，2010）。

▶▶成人期以降の発達，関係性の生涯発達，女性の生涯発達

　1970年代以降，生活構造の発展，人格の変容，自我機能の成熟などの観点から，成人期以降にみられるより全人格的な変化のプロセスがとらえられた。

　たとえば，労働者，管理職，大学の生物学者，小説家の職業群40名の中年男性を対象に，成人期以降になされる発達的変化を明らかにしたレヴィンソンは，その基本を，生活構造，つまり，ある時期における当人の生活の基本的パターンないし設計の変化であるとした。さらに，40-45歳の中年期と60-65歳の老年期への移行期を，急激に変化の起きやすい大転換期とした（岡本ら，2010）。

　アイデンティティ発達に，他者の存在，関係性の視点は不可欠である。成人期の発達課題である親密性と世代性に着目し，アタッチメントの観点を採り入れたフランツとホワイトは，個体化の発達とアタッチメントの発達の2経路が同等の価値をもって相互に発達していくことを理論化した。

　関係性への着目は，関係性をより重視する女性の発達への理解を促した。調査対象者の個人史の事例分析をもとに，成人期女性のアイデンティティ発達プロセスを探究したジョセルソンは，男性はアイデンティティ確立後に親密性が問題になる一方で，女性は親密な関係によってアイデンティティがより確かなものになるとした。また，アイデンティティ発達を8次元の関係性発達モデルとして理論化した。次元とは双方の空間を埋め合わせる方法で，①抱きかかえ，②愛着，③熱情的体験，④目と目による確認，⑤理想化と同一化，⑥相互性，⑦埋め込み，⑧慈しみ・ケアである。①～④は誕生後から幼児期に順次発達する基

本的なもので，⑤〜⑧は幼児期後期からの認知的な成熟を必要とする。⑧慈しみ・ケアは，他者の自己実現を援助するもっとも成熟した有り様とされている。

▶▶家族の生涯発達

生涯発達を考えるうえでは，家族のライフサイクルもまた看過できない。これに関する危機は，親役割の変化や夫婦関係の見直しといった，家族として次の段階へと移行する「通例的な出来事」による発達的危機と，家族成員の失職，疾病，死亡などの「非通例的な出来事」による状況的危機とに大別してとらえられる。とりわけ後者は予測が困難で，ストレスによる家族葛藤への対応を要する。予測可能な発達的危機でも，子どもの青年前期，親の成人後期，祖父母の高齢前期という各世代の危機的移行が重なれば，家族サイクルの危機となる。また，社会変動の影響のもと，「通例的な出来事」を体験する年齢も大きく変わる。世代間関係の変化の傾向として，①長寿化による四世代関係と価値の多元化，②四世代で子どもに先立たれることにより中間世代の抜けた世代間関係，③夫婦と未婚子からなる核家族の高齢化と先の単独世帯，などが出現してもいる（岡村，2010）。

▶ §—3　発達と回復を支える　　時間における意味の探求

心の発達過程に危機と回復の観点を重ねれば，時間的な展望と意味の探求という観点の重要性が透けてみえてくる。最後にこのことをとりあげまとめとしよう。

▶▶時間的展望

時間的展望とは，ある一時点での個人の心理学的過去および未来についての見解の総体を指す。親の影響下から自己の自立に向けて再編成し直す青年期には，時間的展望が拡大し，変えたい将来の自分と変えられない過去の自分を明確に意識し自他に語るようになる。未来を志向することは，高校生では受験などにより不安を伴うが，大学生では精神的健康を高めうる。社会への移行過程では，発達課題に合致した個人的な目標を，ときに仕事に，ときに家族に関係する目標に焦点化することが，心理的幸福感につながる。中年期は，人生の終点から考える転換点ゆえ時間的展望は縮小へと向かうが，今を大切にすることが未来や過去をよくするという現在志向が，アイデンティティの再編成をもたらす。他方，身体的な衰えや自己の有限性の自覚，社会的役割の変化に直面し，

過去と未来の自分が連続してとらえられず現在に空虚さを感じ，時間的展望の
希薄さがみられることがある。こうした喪失感や未来展望の狭まりは，うつ症
状の発生要因ともなる（日潟, 2010）。未来展望が狭まる老年期では，過去の生
を再吟味するライフレビューが人生の統合に有用である。臨床的には回想法と
して用いられ，高齢者が過去の出来事を思い出し他者が共有し傾聴することで，
高齢者の心理的安定，聴き手の学び，さらには世代間交流が促される。聴き手
が確かな存在として患者の言葉を味わい反復し，背後の歴史や情動を理解する
ことで，精神的健康によい効果が生じる。心理臨床実践として換言すれば，ク
ライエントとセラピスト，過去と現在と未来とが交叉しながら二重写しで時間
的展望の再編成が行われ，出来事が意外なつながりを生み出し新しい意味付与
がなされる（白井, 2010）。

▶▶意味の探求

　生涯発達心理学の肝要な研究のひとつに，各段階の発達課題と直面しやすい
困難・危機を理解しつつ，個人差が大きい成人期以降ではとりわけ，固有の時
空で人がいかに生きているかという個別多様な経験の意味が探求されるありよ
うをとらえる，ということがある。また，意味の発見を規定する要因を検討す
ることも重要な課題となる。フランクルは，人生の意味は，何かに最善を尽
くしたり何かを創り出すことによる「創造価値」，自然や芸術や他者との出会
いなどの体験から感じ取る「体験価値」，窮状に直面したときにとる態度によ
る「態度価値」によって実現されるとした（大藪, 2014）。また先に提示した「発
達における喪失の意義」という観点は，時間経過とともにある意味の探求を通
じて心の発達や危機からの回復が促される，ということを明確にする。意味の
探求は，喪失を含むトラウマ的危機からの心の成長を明らかにするPTG（post
traumatic growth）の概念とも親和性があり，そこには人間のレジリエンスへの
信頼も宿っている。

★読書案内★

Freidman, L. J.（1999）Identity's architect: The biography of E. H. Erikson. Scribner. フリ
　　ードマン, L. J., やまだようこ・西平直監訳／鈴木眞理子・三宅真季子訳（2003）エリク
　　ソンの人生──アイデンティティの探求者　上・下，新曜社

【安田裕子】

4章──乳幼児とストレス

▶§―1　乳幼児のそだち

▶▶**本章のポイント**

　人間のライフサイクルの中でも最初期にあたるのが乳幼児期であり、この時期にすでにストレスは存在する。母子保健法では、生後28日までを「新生児」と規定している。そこからさらに1歳半ぐらいまでの自立歩行や言語表出などが見られるようになる段階を心理学上では「乳児」としている。なお、本章では就学前期にあたる6歳児までを「幼児」とする。昨今では脳科学や心理社会的情緒発達の観点からみても、乳幼児期を取り巻く環境が重要であることが示唆されており、それらの影響はどういった作用を示すのかが本章のポイントである。

▶▶**身体や器官の発育**

　出生時の標準的なサイズは、おおむね身長50センチメートル、体重は2500グラムから3000グラム程度とされ、生後から1年の間に身長と体重はそれぞれ1.5倍と3倍に増加する。生後2か月を過ぎると少しずつ注意の持続が可能になり、数か月を過ぎると単純な刺激よりも複雑な刺激の方を長く注視するようになる。これに関連して、ファンツ(1961)は図形パターンの違いにみる乳幼児の注視率の違いについて明らかにしている（図4・1）。

　乳幼児は生後1年を過ぎるあたりから自己判断しにくいシチュエーションに陥ると他者の表情を見て自分の置かれている状況を認識し、自分

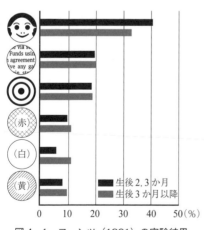

図4・1　ファンツ（1961）の実験結果

の行動をコントロールするようになる。これを発達心理学用語では「社会的参照」という。また生後1〜2週間で音の高低の聞き分けも可能になり，女性の高い声の方に強く反応を示す。このように乳幼児は発育に伴い，関わる大人の表情や声に対して体全体で反応を示す（エントレインメント，同期行動）ようになる。そのため乳幼児に関わる際，安全や安心を感じさせる表情等をこちらが意識することは，彼らの健やかな育ちにおいて重要な意味をもつといえるだろう。

▶▶乳幼児の情緒発達

1930年代にブリッジズ（1932）によって乳幼児の情緒発達に関して，基本的な情緒がどのように分化し，高次の情緒へ発展していくのかが示されている。人間は生後まず快−不快という感情を，笑う−泣くといった行為によって示し，2歳ごろまでにはほとんどの情緒が出てくるとされる。5歳を超えるあたりからは嫉妬や羨望，羞恥といった情緒も示すようになる。

乳幼児が泣くことで不快情緒を示す場合，そのほとんどが生理的なものによることである（空腹や眠気，おむつが汚れているなど）。不快情緒はその後，怒りや悲しみ，怖れという情緒へ分化し，生後8か月頃には「8か月不安（人見知り）」や「分離不安」という情緒も示す。この頃には養育者との明確な愛着が形成されていき，その関係性のなかで情緒の落着きや揺らぎを体験することになる。

乳幼児ができるだけ不当なストレスを感じずに育っていく上で，表出する情緒を適切にこちらが汲み，どのような状態なのかを理解したうえで対応することが求められる。また，情緒表出に対して反応を得られない体験が続くと，適切な情緒のコントロールを養う機会を失ってしまう。こうしたことが繰り返されると，情緒不安定な人格形成へ発展していく危険性が高く，人間に対する基本的信頼感を持ちにくくなる可能性も高い。

▶ § — 2　愛着形成

▶▶愛着とはなにか

エリクソンの提唱する心理-社会的発達段階における乳幼児期の課題は「基本的信頼感の獲得」である。乳幼児は多くの場合，生れ落ちて初めて関わる対象は母親である。そうした対象と日々の中で相互のコミュニケーションを取り

かわすなかで「このひとがいたら大丈夫」「このひとと一緒にいたい」という基本的信頼感を獲得する。これによって人間はしっかりとした自我を形成することが可能になり，対象者との間に「愛着（アタッチメント）」という親密な情緒的絆が形成されていく。エインズワースは愛着対象である母親の役割を「安全基地（safety base）」と述べ，ここを基点として乳幼児は能動的かつ積極的に外界へ働きかけを行うことを説明した。母親や主たる養育者のほかに，父親あるいは祖父母やきょうだいなど，愛着対象は乳幼児の外界への働きかけや周囲の関わりによってその後少しずつ拡がりをもつ。拡大されたそれは「二次的愛着対象」と呼ばれ，相互関係が複雑になっていく中で乳幼児は多くのことを体験し，自己意識が芽生えていくようになる。

▶▶愛着のパターン

愛着行動についてエインズワースら（1978）はストレインジシチュエーション法を用いて行動の有無やその質をとらえる実験を行った。

ストレインジシチュエーション法とは，新奇な場面で①子どもが母親を安全基地として探索行動を行っているか，②2回ある母子分離と再会場面で子ども自身が母親の不在に対して不安を感じるか，母親に対して接近するか（また母親はどのように反応するか）の2つの点について子どもと母親の行動観察を行い，アタッチメントのタイプを大きく3つのパターン（安定型，回避型，アンビバレント型）に分類する方法である。

安定型は新奇場面において母親を安全基地として積極的に探索活動を行い，母親への接触や注目欲求が強く，母子分離の際に悲しむ様子が強く見られ，再会場面では喜びを示す。回避型は母親への接近や注目欲求があまり見られず，母子分離の際に大きく動揺を示さず，母親からの働きかけを回避する特徴がある。アンビバレント型の場合，新奇場面そのものへの不安が高く，母子分離への動揺が大きく，再会場面において喜び以上に怒りや葛藤が強く示される傾向がある。これには母親との相互関係にある内的ワーキング・モデルも関係していると考えられる。

▶▶内的ワーキング・モデル

ボウルビィは愛着関係が内在化され，愛着対象へもつイメージを他者イメージ，自分にもつイメージを自己イメージとした際に，他者と自己のやり取りに関する自動的な認知構造を「内的ワーキング・モデル」とした。ストレインジ

シチュエーション法において，安定型の子どもはおそらくこれまでの母親の養育態度が一貫しているため，先の見通しを持ちやすい内的ワーキング・モデルが形成されており，結果的に安定型に分類されると推察される。つまり日々の相互関係から「自分は大切にされている，生きるに足る存在である」という安心感を持てているため，接触を求める気持ちが強く，再会場面でもしっかり気持ちを切り替えて素直に喜ぶことができるのだと考えられる。一方で回避型の場合，日常から母親から回避的に接されていることによって先の見通しが持ちにくくなっていると考えられる。そのため「自分は必要とされていない」という内的ワーキング・モデルが形成されており，母親を求めないことによって自分の不安を回避しようとしているといえる。アンビバレント型は再会場面で母親にしがみつきながら怒りをぶつけるといった両価的な感情表出を伴う。これは日頃から母親の養育態度が一貫しておらず，「今日は優しかったが，いつ見捨てられるか分からない」という不安を持続させる内的ワーキング・モデルを形成しているからだといえる。最近ではこれら3つに加えて第4のパターンである「無秩序・無方向型」が指摘されている。数井ら（2007）によれば，虐待を受けている子どもや抑うつ傾向の強い子どもがこの第4のパターンに有意に多く分類されることから，養育者らが不適切な養育態度で接している可能性が高いことや，ストレス耐性が脆弱で無力感に陥りやすいパーソナリティをもつ場合が多いことなどを指摘している。

▶ § ― 3　乳幼児の発達における様々な問題

▶▶離乳

いずれ乳幼児は離乳を経験する。これも彼らにとって大きな環境変化のひとつである。現在では「卒乳」や「断乳」とも表現され，厚生労働省によれば2005年度の調査と比較して2015年度の方が離乳の時期はゆるやかに後押ししており，それまでは「生後5か月まで」が多かったのに対し，「5から6か月」という回答が多くなっている。離乳は乳幼児に一定のストレスをかけるが，適切なタイミングで離乳食へ移行し，必要な栄養素を摂取することは心身の健全な発育につながる。だがマウスを用いた離乳に関する実験から（菊水・茂木2017），不適切に早期な離乳の場合，そうでないマウスと比較して，脳の前頭

葉に負荷がかかり，恐怖心を消去する力の発達を妨げることが明らかになっている。

どのタイミングであっても離乳にはそれなりのストレスがかかるが，過度に早い，あるいは遅すぎるといった離乳にはそれなりのリスクが伴うことを知っておく必要がある。

▶▶就園

保育園や幼稚園に就園することは，乳幼児にとって大きな環境変化である。限られた人数の大人に対して子どもの数の方が圧倒的に多いという集団生活，集団行動の場にあって身辺自立を促され，ときに他児らとぶつかりあったり，協力し合って遊んだりすることを体験する。そんな中，知らず知らずのうちに感じるストレスを自分なりに和らげようとして，神経性習癖を示す乳幼児も少なくない。このように一見すると問題行動や習癖のようなものも，乳幼児のストレスに対する自然な反応といえる。

またお気に入りのタオルなど，「移行対象」を手に登園してストレスをコントロールし，就園後の生活に慣れようと頑張るケースも見られる。

▶▶第一次反抗期

乳幼児は，概ね2歳前後あたりで自己意識が芽生え始める。この時期になると自分の意識や欲求をはっきり表現するようになり，「いや」「自分でする」といった発言が増える。できる・できないに関わらず何でも自分でやってみたいと考えるようになり，別名「イヤイヤ期」とも言われる。これは自分自身の力を試してみたいという想いの高まりであり，試してみてできたことを承認して欲しい気持ちの表れの時期でもあるといえる。こうした自己主張が明確になる段階は「第一次反抗期」と呼ばれ，養育者にとって子どもの成長という点では喜ばしい反面，非常に育てにくさを感じる時期でもある。またこの時期はトイレットトレーニング（排泄訓練）に示される，自律性の育つ時期とも重なる。この時期を経て，子どもは自分の身体や意志をコントロールしていくようになる。

▶▶弟妹の誕生

乳幼児は環境変化に対するストレス耐性が未成熟なため，生活の中に起きる様々な環境変化を受けとめることが難しく，時に問題行動や神経性習癖（チックや指吸い，爪噛み）のような状態に陥ることがある。

例えば弟妹の誕生などは，乳幼児にとって安定していた自己感覚のある部分
を奪われる大きな出来事である。それまで自分にだけ注がれていた養育者のま
なざしが薄れ，後から生まれた弟妹がかいがいしくケアされる様子を目の当た
りにすることは，自分の存在が脅かされるように感じてしまう。そのため，そ
れまでできていた衣服の着脱を「できない」と言ってみたり，それまでなかっ
たはずの夜尿（おねしょ）が見られたりすることがある。これは自然なストレ
ス反応であり，養育者に対して注目希求を示し，不安を低減しようとしている
「退行」の状態と考えられる。弟妹が誕生した瞬間，それまでひとりっ子だっ
た自分は長男・長女となり，次子に対して強い嫉妬心を抱きやすい。また兄弟
数が多くなると長子として「兄らしく，姉らしく」と自制を求められることも
多くなる。自制によるストレスは個々人によって抱えられる量に差があるため，
その子どもに見合った自制を求めることが不当なストレス負荷をかけないため
のポイントになる。

【樋口亜瑞佐】

5章——学校とストレス

▶§—1 学童期から思春期青年期をとりまくストレス

▶▶学童期の心理状態

　乳幼児期を経ると，集団教育を受ける学童期がスタートする。この段階になると日々の日課が時間割というもので明確に規定され，一定の時間のあいだ着席した状態で授業を受けるようになる。得意・不得意に関わらずさまざまなジャンルについて学習し，それまで意識化されなかった自分と他者の能力差に気づき始めるといった，エリクソンE.H.（1950）が「勤勉性 対 劣等感」と指摘した時期に差し掛かる。

　学童期になると子どもは多くのことに関心をもつようになり，知的好奇心が芽生え自己主張も増えてくる。一方でクラスという集団の枠組みにおいて自己主張を発揮しながらも他者と折り合ったり自分の感情を抑制したりといった，自己コントロールも求められる。まだ発達の未成熟な子どもにとって，情緒的に折り合ったり抑制したりして集団生活を行うことは非常に困難であり，トラブルのリスクは高い。

　では学校におけるストレスに関連する問題にはどんなものがあるのだろうか。

▶▶小1プロブレム

　1990年代後半に就学して間もない小学1年生が，授業中じっと座っておられず立ち歩いたり，先生の話を集中して聞けなかったりといった集団不適応の状態を示すことは「小1プロブレム」と言われるようになった。たしかに小学校に比べれば保育園や幼稚園，認定こども園での生活は自由度が高く，子どもにとってどちらがストレス少ない生活なのかは明白である。そのため就学するにあたっての変化に対して不適切にストレス負荷がかからないよう，配慮することの大切さを文部科学省は示唆している。

　こうした問題に関して汐見（2013）は，子どもの主体性や知的好奇心を支え

る学級運営のあり方を指摘する。例として，クラスの座席を前もって決めず，自分が興味関心のある授業は前の方に座ってもOKとすることや，自ら物事の成り立ちを調べるためにも「教える」ことより自ら「学ぶ」ことを積極的に行う発見学習に力点を置くといったことが挙げられる。「何かをさせられている」「決まった場所に一定時間座っていないといけない」といった感覚ではなく「面白そうだ，もっと知りたい」「好きな席で勉強したい」をかなえられるような配慮は，子どもにとって知らず知らずのうちに主体性を生み出し，生きる力を備えることを可能にすると思われる。

▶▶学業成績・受験・進路選択

　学校は教育を受ける場であると同時に，評価を受ける場でもある。その評価対象の一つが学業成績である。児童生徒にとって学業成績が振るわない，いわゆる学業不振は学業の優れている場合に育つ自己有能感や自尊感情が育ちにくく，劣等感を抱きやすい。これは教師や友人との関係性にも影響を及ぼすと考えられ，教育的な配慮を要する。なお学業不振は，本来的には能力をもっていながら発揮しきれていないケースを指し，生来的に能力面で課題を抱えるケースは限局性学習症（以前は学習障害と言われた）が疑われるため，学業不振とは異なるアプローチが必要となる。学業不振を招く要因として，関根（2012）は①個人要因，②家庭要因，③教室要因といった3つのポイントを挙げている。①は近視や難聴のような身体的要因の把握不足，注意力不足や情緒不安定，社会性や対人関係スキルの不足による意欲低下や学習方法の未習熟，②は過度の放任や期待，同胞葛藤，貧困などによる学習機会や環境の欠如，③は教室環境の未整備，教師の指導力不足，いじめなど関係性の不穏，といったものが要因となる。①であれば就学前からの保育園や幼稚園との情報共有からリスク回避はある程度可能であり，②は懇談や訪問を通じて学校がやれる手立てを話し合うことができるだろう。③は既に学校内の日常の中で，児童生徒一人ひとりに関する心身の状態を細やかに把握することで彼らのリスク低減の下支えになる。

　そして受験や進路選択に差し掛かる時期も大きなストレスがかかる。ベネッセ（2015）によれば，高校3年生（当時）483人を対象にアンケート調査を実施したところ，進路選択において，4年制大学を志望する生徒のおよそ80～90%が「自分の成績」で志望校を決定しているのに対し，専門学校や各種学校を志望した生徒の90%以上が「将来就きたい仕事」を参考にしていることが明らか

になった。前者においては志望したい大学と自身の成績状況が見合っていない場合は大きなストレスがかかると予測され，また後者においては就きたい仕事に直結する専門学校や各種学校に実際入学した後で思っていた職業イメージと異なりが大きい場合に大きなストレスがかかると想定される。

そして志望先に進むことはゴールではなく，あくまで通過点でしかない。学力に見合った，あるいは自分の将来を見据えた進路選択は必要だが，興味関心を狭め過ぎることなく，多角的に自分の適性を測っていきながら進路決定の可能性を拡げることがストレス対処につながる。

今は大学も，少子化や規制緩和による新設ラッシュに伴い全入時代といわれる時代となった。だからこそ妥協するのではなく，より慎重で適切な進路選択を行い，進路が明確に決定するまでは避けられないストレスを自己効力感を高められるような体験（インターンや実習への積極的参加，部活動を最後までやり遂げるなど）を重ね，コントロールすることも必要だろう。

▶▶発達の問題を抱える子のリスク

発達障害に関しては他の章で詳しく解説されるが，発達の問題を抱える子どもの場合，学校という集団生活の場で直面する課題は多い。例えば注意集中が困難であれば教師の指示が入りにくく，結果的に学業不振に陥ったり，自己評価の不当な低下を招いたりするリスクがある。こだわりが強ければ集団生活の中で意見が通らず思い通りにならない場面で他児らと衝突することも多いと予測される。衝動性が高い子の場合は言葉よりも先に手が出てしまい，最終的にクラスで孤立してストレスを増幅させてしまうことも少なくない。岡島ら（2017）は，自閉症スペクトラム障害を抱える中学生を対象として調査を行い，ストレス反応や学校不適応感が通常より強く，ソーシャルスキルに乏しいことを明らかにした。そのため，発達上の何らかの問題を抱えている場合，教師などの関わり手が個々人の特性に見合った環境調整（刺激が少ないように一番前の席に座らせる，掲示物はなるべく少なくするなど）をすることも必要になる。

▶ § ― 2　学校ストレス反応の生成過程と対処の実際

▶▶学校ストレス反応と介入

林（2010）は，学校ストレスには児童生徒の問題行動やメンタルヘルスの不調

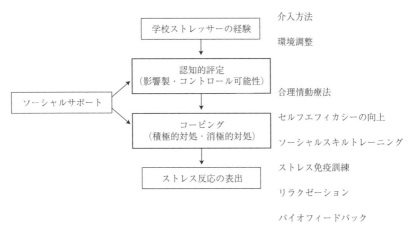

図5・1　子どものストレス反応生起過程と主な介入方法
出所：嶋田, 1997；松木, 2004から作成

をストレッサーから考えるアプローチと，心理学的ストレスから考えるアプローチの2つがあると説明する。これに関連して嶋田・坂野・上里（1995）らは，後者の立場から以下（図5・1）のような学校ストレスモデルを示唆している。

このように学校ストレスの要因（ストレッサー）から受ける認知的評定のほか，対処のあり方やストレス反応の実際の表出がわかることで環境調整の仕方やどのようなコーピングを学ぶことが有効なのかを援助者が知ることは効果的な介入につながる。

コーピングに関する研究報告は様々なものがある。田中ら（2014）は，ストレスマネジメントプログラム実施の効果について，ストレス反応と認知的評価を指標として測定したところ，不機嫌や怒り，無気力の得点の減少と，ストレス状況が必ずしも怖いものではないという理解が進むように変化したことを述べている。こうしたプログラム化されたトレーニングを専門家の協力を仰ぎ，一定期間実施してみることによって効果を得られる児童生徒も見られるため，様々なアプローチについて見識を広めておくとよいだろう。

澤ら（2017）も発達に課題を抱える子どもたちに対するコラボレーション型支援体制の試みとして，運動遊びを中心とした心身へのアプローチを用いた実践活動を報告している。そこでは対人コミュニケーションの問題を抱える子どもたちが人とのかかわりの中での遊びの楽しさをしっかり共有できたことによ

って一定の効果が得られるとあり，子どもそれぞれに見合ったやり方が見つかれば発達上の問題を抱えていてもストレスを適切に低減させ，学ぶべきテーマの本質をつかむことができると考えられる。

▶▶学校を休みがちなケースの理解と対応

かつて学校恐怖症（school phobia），その後は登校拒否（school refusal）といわれ，現在では「学校に行きたくても行けない」という状態を指す用語として「不登校（non-attendance at school）」という表現が一般的となった。年間30日以上を欠席する場合を長期欠席者としてカウントするが，「病気あるいは経済的理由以外の何かしらの理由で登校しない（できない）ことにより長期欠席した者」を不登校と文部科学省は定義する。2017年に発表された全国の不登校者速報値では13万4398人（前年度12万5991人）となっている。

DSM-5やICD-10といった国際的診断分類基準に不登校は規定されておらず，あくまで状態像として考えるものとされる。文科省の調査（2016）によって，予防的取り組みを考える上で，重要な原因となる因子として，家庭に関わる状況のほか，友人関係をめぐる問題を回避するためというのが多いことが明らかになった。このような場合も，児童生徒のもともともつストレスコーピングスキル（ストレス対処能力）をチェックしてスクリーニングをしてみることや，どういった学校ストレッサーが特に大変だと感じるのかを把握していくことで，配慮や介入の仕方が考えられる。休みがちになってしまった児童生徒に対して学校は，家庭との連携を通じた情報共有はもちろん，保健室利用をする場合のルール作り，学業不振に陥らないための課題作成，家庭訪問を行うなら頻度や実施者（担任のみ，あるいは児童生徒にゆだねる）の選定も必要になる。

▶ § ― 3　いじめや虐待を見過ごさないために

いじめとは「児童生徒に対して，当該児童生徒が在籍する学校に在籍している等当該児童生徒と一定の人的関係のある他の児童生徒が行う心理的又は物理的な影響を与える行為（インターネットを通じて行われるものも含む）。であって，当該行為の対象となった児童生徒は心身の苦痛を感じているもの」とされる（文部科学省, 2013）。現在のところ，いじめの発見件数はこの数年間で右肩下がりになっている。これはいじめの実数が減っているというよりむしろ，周囲に見

えにくい形に変化していることによって発見されずにいるのかもしれない。そのため教師や保護者はもちろん、関わり手となる大人は彼らがどういったコミュニケーションツールを利用しているのか、日頃の友人関係はどういった状態なのかを知っておくことが介入の一助となる。いじめに至ったプロセスをたどれば何らかきっかけはあるはずで、まずはそのきっかけに触れるためにも日常の何げない対話などの些細なやり取りを重ねておくことが大切だろう。

　また、虐待とは本来なら保護し愛してくれるはずの対象からされる不適切な養育である。この体験は子どもにとって身体的、心理的にはもちろん、その後の人生において深刻な影響をおよぼす。例えば、健全な養育環境であれば育つはずの基本的な信頼感をもつことや、生活に安全や安心を感じること、自律性の獲得や適切な自己評価を保つことなどは大きく阻害される。不信感を抱いたまま落ち着きなく生活をするということは、他者に対して執拗に依存したり攻撃的あるいは内閉的であったりと偏ったコミュニケーションパターンに陥りやすい。実際に虐待を受けた子どもは人間関係を虐待的なものとしてしまいがちで、他児への暴力や暴言が多く指導の対象になることも多い。

　虐待を背景にもち、学校生活を送る児童生徒は一定数存在する。学校という集団生活のなかで何らか不適応行動が見られた場合、ケースによっては虐待を疑って考えることも必要になる。実際に虐待を受けた児童生徒の多くは注意集中に困難を抱えるようになることが指摘されており、以前に比べて落ち着きがないなど、ふとした気づきは虐待の早期発見につながる。また季節に見合わない服装をしていたり、顔や体に不自然な怪我や痣が散見されたりするケースも多い。そうした日常の些細な、あるいは視覚で明確にキャッチできるサインを見過ごさないよう、細心の注意を払って接することがいち早く彼らのこころを救うことにつながる。2004年の児童虐待防止法改正以降、学校現場から児童相談所等に虐待通告が入る事案は増えており、学校は児童生徒にとってセーフティネットのひとつであるといえる。

【樋口亜瑞佐】

6章——思春期とストレス

▶ § — 1　思春期の課題とストレス

　思春期とは，第二次性徴の発現から性成熟までの移行期を指す。性の成熟を迎え身体は大人に近づくが，精神的には未熟であり，社会的にも自立ができない不安定な時期である。この時期の課題やストレスの主なものを挙げる。

▶▶身体の変化と受け入れ

　性ホルモンの活性化により，第二次性徴が始まり，身体は急激に変化する。身長，体重などの量的な増大に加えて，質的な変化も起きる。男子は精通，声変わり，ひげの発生，筋肉の増大や肩幅の拡大，女子は乳房の発達，初潮，皮下脂肪の蓄積，骨盤の拡大があり，男女ともに性毛，腋毛が発生する。急激な身体の変化に，とまどい，不安を感じる子は少なくない。身体発育について男子は早熟であると感じている者ほど身体満足度が高く，抑うつ傾向は低いが，女子では実際に早熟な者ほど身体満足度が低く，抑うつ傾向が高い（上長，2007）。女性の外見重視や痩せが美しいとする風潮の中では，皮下脂肪が蓄積する正常な発育を，否定的に捉えてしまうことも多い。出生時に付与された性に違和感のある人は，女もしくは男としての性的成熟は受け入れ難いものとなるが，悩みを共有できる相手に出会いにくく，悩みを一人で抱えがちである。

▶▶自己の揺らぎと向き合い，模索する

　急激な身体の変化に伴い，それまでに作り上げた自己の同一性が揺らぎ，自分自身というものが不安定になる。人間生涯全般に渡る発達論を展開したエリクソン（2001）は，思春期を含む青年期の発達課題を，アイデンティティの確立とした。この時期，自分自身は何者か，どう生きていくのかという問いに向き合うことになり，現実と照らし合わせ，自分の能力を見据えた将来像について考えるようになる。視野が空間的にも時間的にも広がり，抽象的な思考が可能となる。家族や教師など身近な人との関わりを通して身につけてきた価値観が絶対的なものではないことに気づき，他の価値観に触れ，試行錯誤を重ねな

がら，自分自身の価値観を構築していくことになる。

　自分自身を概ね受け入れていくことも課題となる。他者からの視点を獲得し，見られる自分を意識し，外見に気を配り，鏡を見る時間が増える。自意識が高まり，他者からの評価に敏感になる。自己評価は他者からの評価で揺らぎやすく，過大に評価したかと思えば，周りと比較して落ち込み，些細な一言で傷つき，自信と劣等感の間を揺れ動く。勉強や成績，進学に関することはストレスとなりやすいが，スポーツなどにおいても，他者と比較される機会が増え，集団の中の自分の位置づけに意識が向く。人より秀でていなくても，熱中できる好きなことを見つけて打ち込んだり，自分が受け入れられる仲間や居場所を見つけたりすることができれば，欠点を含めた自分自身を受け入れやすくなる。

▶▶心理的な親離れ

　親の価値観を相対化し，自立への欲求が高まり，仲間を重視し，心理的な親離れが始まる。親の干渉や期待に対して反発をする一方で，甘えたい気持ちもあり，自立と依存の葛藤に揺れ動くが，まだ大人のサポートが必要な時期でもある。子どもの自己主張を親が受け入れ尊重すれば，強く反抗せずに自立していくことも少なくない。近年は親子の価値観が近くなり，対立は減少し，親を相談相手として頼る傾向があるが，強く干渉され考えを押し付けられれば，子どもは強い力ではね除けなければならなくなる。

　子どもが思春期の頃，多くの親は中年期の課題を抱え，これまでの親役割を徐々に手放し，新たなアイデンティティを見つけることが課題となる。親に，子どもが庇護下から離れていくことへの不安があり，子どもの自立への欲求に，不機嫌や不安定になるなどの反応をすれば，子どもは自立していくことが難しくなるだろう。家庭が不安や緊張の高い場であれば，子どもは安心して自分の内面の課題に取り組んだり，世界を広げたりすることが難しい。虐待環境にある場合，この時期に自分の家庭が普通ではないことに気づくことが多い。

▶▶友達関係

　心身の変化を受け入れ，親から自立し，自分なりの価値観を作っていくために，友達関係は重要な役割を果たす。特に同性の友達との関係は，自己を創り上げるときのモデルとなったり，親とは異なる自分たちの価値観を共有し合ったりするなど，情緒のよりどころとなる。このため，孤立を恐れ，対人関係に敏感になり，友達とのトラブルは大きな問題となる。現代はSNS（ソーシャル・

6章　思春期とストレス｜035

ネットワーキング・サービス）と呼ばれるインターネットを通したコミュニケーションが大きな位置を占めている。SNSは，友達との関係をつなぐことに役立つが，その反面，誤解が生まれ，攻撃的な表現がエスカレートし，トラブルやいじめが起きる場となることは少なくない。早く返信をしなくてはと強迫的になったり，投稿した後の周りのリアクションを過剰に気にしたり，友達がほかの友達と仲良くしたり，楽しそうにしている投稿を見ては落ち込むなど，ストレスの要因となることがある。

　友達と同じであることの安心が，同じでなければという圧力になり，異質なものを排除しようとし，仲間外れやいじめが起きやすい時期である。対立を避け，本音は言わず，「キャラ」を演じているうちに，自分が分からなくなる場合もある。危険な行為や，共通の敵を作ることで，連帯感を得て孤独や紛らわそうとすることもある。

▶▶性

　異性を意識し，性的な関心や衝動が芽生えるが，これは様々な面で子どもを不安にもさせる。恥や罪悪感を呼び起こしたり，自分はおかしいのではないかと一人で悩んでしまうこともある。身体の変化と性的成熟の中で，性的なアイデンティティと向き合うことになる。男らしさや女らしさを意識し，それに近づこうとしたり，それへの反発が芽生えたりする。また，性に関する知識不足や，現実対処能力の未熟さから，性感染症や望まない妊娠が人工妊娠中絶につながるリスクがある。

　性的マイノリティであることは，思春期に自覚されることが多い。友達の恋愛話に入れなかったり，男らしさや女らしさを意識する友達が増える中で，孤独を抱えたりしがちとなる。また，周囲の偏見を感じ，いじめの被害や自傷行為の経験率が高い（2018.3.17朝日新聞）。

▶ § ― 2　思春期に起きやすい問題や不適応

　思春期とは様々に揺れ動く時期であるが，家庭生活，学校生活，友人関係を楽しみながら過ごす子どもたちも多い。一方，思春期に起きやすい問題や不適応も，大人になるために，必要な課題に取り組み，足りないものを補い，立ち止まって自分を見つめ直すためのプロセスであったり，環境調整が必要である

サインとして捉える視点が大切である。

▶▶不登校

　授業についていけず勉強への意欲を失ったり，対人関係に敏感になるこの時期のいじめや友達関係のトラブルが，大きな悩みとなったりして，学校から足が遠のく子が増える。登校する時間に生じる頭痛や腹痛，発熱など，思春期は身体に症状が出やすい。不登校には，家庭が抱える困難（貧困，虐待，DV，親の精神疾患や過大な期待など）により子どもが健康に育つためのサポートが得られていないことや，学校や教員との関係の問題が背景にあること，以下に述べる困難，§-3で述べる精神疾患が隠れていることもある。

▶▶発達上の課題からくる困難

　この時期に強まりがちな同質化圧力の中で，コミュニケーションに課題がある子どもは仲間とうまくつき合えず，いじめられ，疎外体験を重ねてしまいやすい。不注意や衝動性の傾向がある子どもは，集団のルールに合わせて振る舞えないことで叱責されることが増える。周りに理解されず不適切に対応されることが続くと，二次的な問題が引き起こされ，自己肯定感が低下したり，周りへの不信感から拒否的，反抗的になったり，不登校につながることがある。

▶▶問題行動

　大人への背伸びや反抗心，仲間への連帯感，イライラや衝動性の高まりから，飲酒や喫煙，万引き，暴力，無断外泊，薬物乱用などの行動を起こす子どもたちがいる。これらの行動は，現実逃避の手段であったり，注目やサポートを求める気持ちの表現であったりする場合も少なくない。怠惰や素行不良と捉えられがちであるが，背景に家庭環境の問題や，子どもの個別性への対応が難しい学校教育の問題，傷ついた体験や，生きづらさがある。少年院に入る子どもには，家族からの身体的暴力，性的暴力及び不適切な保護態度（養育）を経験してきた子どもが多い（法務総合研究所，2001）。子どもの激しい暴力の背景に，暴力にさらされてきた体験があることは，よくあることである。

▶▶インターネット依存，ゲーム依存

　SNSやインターネットゲームをやりすぎ，日常生活に支障をきたす子どもが増えている。厚生労働省研究班によると，中高生の7人に1人が，ネット依存症の疑いが強い（2018.9.1朝日新聞）。仲間外れや陰口を言われないためにSNSに時間を費やし，やりとりを止められなかったり，ストレスや現実から逃避でき

るゲームを最優先し，学業やその他の生活に支障が生じたりしてしまう。

▶▶自傷行為，自殺

　リストカットなどの自傷行為は，言語化できない思いの表現や心の痛みを紛らわす手段であることは少なくない。若者の約10人に 1 人に自傷行為の経験があるが，自傷行為の経験がない人たちに比べて，虐待を受けた経験があるものが多く，中学時代の生活が楽しかったというものは少ない（阿江ら，2012）。思春期の子どもの死因の上位を自殺が占め，原因としては，学業不振や進路に関する悩み，うつ病やその他の精神疾患を含む病気の悩み，親子関係不和などの家庭問題，友達との不和や失恋などが挙げられる（厚生労働省・警察庁，2018）。思春期は，他の子の自傷行為や自殺関連行動に影響されて連鎖しやすい面があり注意が必要である。

▶▶被害

　思春期は性被害に遭う可能性が高まる。女性の15人に 1 人が異性から無理やり性交させられた経験があるが，被害時期は約 4 割が10代以下である（内閣府2015）。雑誌撮影のアルバイトやモデルになれるなどと言われ，同意のない性的行為の撮影などの被害に遭ったり，SNSを通して事件に巻き込まれたりする被害が増加し問題となっている。また，加害者が知り合いであることも多く，特に男子の性被害は，友人関係の中で起きやすい（日本性教育協会，2013）。交際経験のある10代女性の約 4 割，男性の 3 割弱が，恋人からの行動の制限，精神的暴力，経済的暴力，身体的暴力，性的暴力といった何らかの「デートDV」の被害経験があり，男女とも約 2 割に加害経験がある（エンパワメントかながわ，2017）。また，高校生の女子の性的行為の強要被害経験者は，被害経験のない層と比べて，学校の授業や家庭のイメージを楽しいと感じているものが少なく，自己に対する満足度が低い（日本性教育協会，2013）。家庭や学校での居場所のなさや性被害体験が，お金が介在する性行動に結びついてしまうこともある。これらの性被害体験は，メンタルヘルスに打撃を与え，PTSD（心的外傷後ストレス障害）やうつ病につながりやすい。幼い頃の性被害経験の意味を，思春期になって知り，苦しんだり，性的関心の対象とならぬよう女らしい体になることを拒み，摂食障害へとつながることもある。

　思春期の問題や不適応の背景は個々に異なるため，それぞれの状況に応じたサポートを，子どもの思いを尊重しつつ行う必要がある。

▶ § ― 3　思春期の心身症や精神疾患

　思春期は，子ども時代から抱え，潜在してきた問題が噴き出しやすい時期でもあり，精神疾患の発症が少なくない。自分の感情やストレスに気づき，言葉で表現することが難しく，身体を通じて表現していると言われる心身症（登校前の頭痛や腹痛，過換気症候群，過敏性腸症候群など）が増加する。自己の不安定さと，他者からの評価に敏感になる時期であることや，いじめられ体験などを背景に，対人不安が高まり社交不安症も発症しやすい。その他，摂食障害，強迫症，統合失調症，うつ病なども少なくない。

　思春期のメンタルヘルスには，この時期特有の不安定さに加え，親の養育態度や家族間葛藤，学校などの環境の問題，パーソナリティやライフイベントなど様々な要因が影響する。症状や表面に現れた事象のみを見るのではなく，背景にある要因や，成長途上の子どもがどのような課題を乗り越えようとしているのかに目を向けたサポートが必要となる。家庭や学校などの環境に問題があればその調整や，地域資源の利用，心理療法などの包括的なサポートが役に立つ。

【窪田容子】

7章——大学生・青年期とストレス

▶ § —1　大学生とアイデンティティ

　大学生は発達段階において青年期にあたる。青年期は「疾風怒濤」によく例えられるように，子ども，思春期の自分に別れを告げ，自分のことを受け入れることができる大人に成長していく第一歩を踏み出す時期である。そのため，不安，いらだち，反抗などのように精神的な動揺はストレスとなると考えられる。

　エリクソンは，心理−社会的な自我の観点から社会との相互作用を重視し，生涯にわたって8つの特定の発達段階がある，という理論を展開した（エリクソン, 1968）。またエリクソンは，単に前向きにとらえられてきた発達を退行的・病理的な方向も含めて考え，各発達段階に固有の心理−社会的危機が存在するとし，特に第5段階の青年期におけるアイデンティティ確立の危機に注目した。現代において人の生はアイデンティティの再体制化の連続として理解されており，エリクソンのアイデンティティ論は生涯全体をとらえる重要な視座を提供し，成人期・老年期の発達だけではなく，人との関係性における発達という理論構築にもつながった。

　青年期は子どもから大人への移行期であり，それまで培われてきた自分のあり方の再編を迫られ，自分自身と向き合うことが余儀なくされる。また，青年期は自分と関わりのある人間関係や環境について考えるようになる時期でもある。エリクソンは青年期に生じやすい疎外現象をアイデンティティの混乱と呼び，アイデンティティの感覚をもっていなければ，自分は生きているという実感をもてない，とした。また，アイデンティティの喪失から身を守る手段として青年は他者を排除するという選択をし，不寛容で残酷になりやすいという特徴があると述べた。松下・吉田（2007）は，青年期は発達的にみて，これまでとは異なる，親密で内面的な友人関係を築く時期であるとされている一方で，青年期の友人関係は表面的な関係にとどまる傾向があると指摘する知見や研究

040 ┃ 第2部　生涯発達とストレス

も増えていると指摘している。つまり，青年期に入ると，自分らしさの模索や自立の準備を始め，自分らしさの確立と親からの心理的離乳，友人関係における新たな展開が待ち受けている。

本章は青年期について親子関係，友人関係，および居場所の視点から述べるが，特に，友人関係と居場所について重点をおきたいと思う。

▶ § ― 2　青年期の親子関係

青年期の親子関係の特徴を表す代表的なことばとして，「依存と自立の葛藤」や，「心理的離乳」，「第二次反抗期」などが挙げられる。

心理的離乳とは青年の心に生じる衝動で，「家族の監督下から離れ，1人の独立した人間になろうとする衝動」を指す。青年は両親の価値観の下に身に付いた習慣を捨て去り，自らの意思で選択した新しい方法を獲得しようとする。しかし，親からの完全な自立は容易ではなく，自分の選択，行動について責任を取ることはなかなか難しい。そのため，まだ親に依存していたいという気持ちと自立したいという欲求との間に葛藤が生じることになる。また，反抗は青年が親の権威に従う他律的態度から自立的態度へと向かおうとする自我の成長の証しであるとされているため，心理的離乳や，反抗などは青年の健康な発達の指標として理解されている。

一方，日本では自立できない青年像が議論されているが，海外の青年心理学においては，青年期の親子関係の特徴に関する見方が修正されてきている。サントロック（2012）の研究を少し紹介しよう。古いモデルでは，青年の親に対する心理的分離や反抗，親子間の葛藤などが青年期の親子関係の特徴であるとする見解であるが，新しいモデルでは，愛着と結びつきの重要性が改めて強調されている。これは，①青年の親子関係にみられる葛藤の多くは，日常生活における些細な出来事において現れており深刻なものではないこと，②青年の親に対する反抗や葛藤の中には健全な発達や適応の観点からは必ずしも適切ではないものが混在していること，③愛着や親密性は児童期までの親子関係に限らず，青年期においても依然として重要な意味を持っていること，などの研究知見によって支持されてきている最近の見解である。この見解に基づくなら，親子間の反抗，葛藤，親密性の有無を検討するよりも，その内容をじっくり吟味

7章　大学生・青年期とストレス｜041

し，そのことが親子双方の生涯発達においてどのような意味があるかを考えていかなくてはならない。

▶ § — 3　青年期の友人関係

　青年期は，一生の友ができる時期であると言われている。友人関係はこの青年期の若者にとって，何より大事な人間関係である。青年期の意義として，岡田（1992）は，①自分の不安や悩みを打ち明けることにとって情緒的な安定感，安心感を得る，つまり「自分だけではない」という感覚を持てる，②自己を客観的にみつめる，つまり友人関係を通して自分の長所，短所に気づき内省する，③人間関係を学べる。つまり楽しいこと嬉しいことだけではなく人を傷つけ，傷つけられた経験を通して，人間としてよいこと，悪いこと，思いやりや配慮を学べることなどを挙げている。

　保坂・岡村（1986）は，学生相談におけるエンカウンター・グループの事例研究から，児童期から青年期にかけての仲間関係の発達段階として，ギャング・グループ（gang-group），チャム・グループ（chum-group），ピア・グループ（peer-group）という3つの集団を想定することができると述べている。ギャング・グループは，児童期後半の時期において形成される集団である。ギャング・グループは多くの場合，同性，同年齢の者によって構成され，特に同一行動による一体感が重んじられる。同じ遊びを一緒にするものが仲間であると考えられるため，遊びを共有できないものは仲間からはずされてしまう。チャム・グループのチャムとは，特に親しい友人を指しており，思春期以降，中学生頃からみられる，親密で排他的な同性の仲間関係のことである。この段階では，興味や関心における一体感が重視され，互いの共通点，類似性を言葉で確かめ合うという行為が見られるようになる。

　大学生はピア・グループに位置づけられている。ピア・グループの「ピア」とは，本来「同等」という意味合いを含んだ「仲間」を意味することばである。この関係においては，互いの興味や関心が似通っているという共通性・類似性だけでなく，互いに異なる部分を有することが認識され，自他の違いを認め合いながら友人関係を育むようになることが特徴である。自立した個人として互いに尊重し合い，共に過ごすことができる状態である。むしろ，個性の違いこそが

042　第2部　生涯発達とストレス

共にいる意義となり得る。ここでは，互いの価値観や理想，将来の生き方などを語り合うことも多く見られるようになる。

　しかし，友人関係の成立の仕方は時代によって大きく変化する。保坂・岡村のおよそ10年後の研究として，山中（1995）の大学生の対人関係の親密化過程に関する調査では，「下宿である」，「帰る方向が同じである」，「推薦入試で合格した」，「同じ授業を受講した」などの入手しやすい表面的な情報の類似性が関係成立時点では大きく作用していることを示唆しており，このプロセスは出会いからきわめて短期間のうちに行われることが明らかになった。つまり，種々の情報を判断し，関わり合いながら対人関係が親密になっていくのではなく，ささいな類似性だけで友人選択が行われ友人関係が成立している可能性が示唆されている。

　また，コンピュータを介したコミュニケーション（Computer Mediated Communication）は，人間関係に大きな影響をもたらしている。ネットを介した人間関係は，生身の人間関係に比べると間接的で希薄なものだというとらえ方があるが，知り合った友人と気軽にコミュニケーションできるという利便性が，孤独感の低減に結びついていることも知っておきたい。

▶ § ― 4　青年期と居場所

　「居場所」という言葉が新聞記事に登場し始めたのは，1980年代に入ってからであり，1990年代に増加している。注目され始めたきっかけは1992年に文部省（現：文部科学省）の会議報告「登校拒否（不登校）問題について――児童生徒の『心の居場所』づくりを目指して――」の影響が大きい。本来「居場所」は文字通り人の居所，人がいるところという一定の物理空間を意味していた。2000年代以前の辞典にも「いどころ」「座る場所」など物理的な側面だけしか記載されていなかったが，先述した報告書において「心の居場所」という表現が初めて使用され，「心の」と付加されることによって心理的側面が強調された。1990年代半ば以降，居場所は不登校問題や小中学校という枠を越え，一般的な言葉として共有されるようになり，2000年代以降になると「身を落ち着ける場所」などの心理的な側面も盛り込まれるようになってきており，「居場所」という言葉自体に心理的な側面も含まれるようになった。

7章　大学生・青年期とストレス｜043

また，「居場所」は日本特有の言葉であるという指摘がある。海外において日本で使用されているように心理的側面を含んだ「居場所」に合致する言葉がなく，英訳の際には，ローマ字を使用し"Ibasho"あるいは"Ibasyo"と記されていることがほとんどである（杉本・庄司，2006）。

　「居場所」は学術の領域で用いられるものでありつつも日常的に生活の中で用いられる言葉となり，使用される文脈は多岐に渡るうえ，そのときどきの文脈ごとにその意味も異なる。居場所を，一人になって自分をとりもどすための「個人的居場所」と，人とのコミュニケーションをとるための「社会的居場所」に分類したもの（中島・倉田，2004）や他者の存在という視点から，「居場所」を「自分ひとりの居場所」，「家族のいる居場所」，「家族以外の人の居る居場所」に分類した調査（杉本・庄司，2006）もある。また小畑・伊藤（2001）は，家・部屋などを始めとする物理的な場所や，友達・家族などの人間関係，音楽を聴く，寝るなどの休息・娯楽の時間，部活・仕事などの活動などが「居場所」として見られた。青木（2001）は，青年の居場所について，「家族を感じる場」，「自分を感じる場」，「仲間を感じる場」をあげ，青年たちはこの3つの場を往来しながら成長してくと指摘している。つまり，物理的な空間，人間関係，時間など「居場所」といっても想定されるものはさまざまである。

　特定の物理的空間を「居場所」として提供されたとしても，直ちにそこが居場所となるわけではない。自分の居場所だと実感するのはその本人であり，本人がその空間に意味を見出した時に，居場所となる。人間関係おいて安齊（2003）は「居場所」となるためには，受容し，励まし，共に喜び認めてくれる人の存在が必要であり，そのような人の存在は与えられるものではなく，一人ひとりがそこに居る人と関係を築き上げていくものとしている。また則定（2008）は，「心の拠り所となる関係性，および安心感があり，ありのままの自分を受容される場」と定義し，「本来感」，「役割感」，「被受容感」，「安心感」を用いて心理的居場所感の発達的変化を検討している。そして現在では，一般的に快感情を伴う場所，時間，人間関係等を指して用いられているといえる（石本2009）。

　さらに，日本文化では，安心できる「場」があることが，自己の存在を確立させることに影響している。つまり，不登校の状態は，教育を受ける機会や権利の喪失だけではなく，「場」の喪失であり，自己を確立していく上で，深刻な危機的事態として捉えられている（中藤2015）。

▶ §—5 青年期と学生相談

　日本学生支援機構が2007年に行った学生相談機関に持ち込まれる相談内容に関する調査によると，「対人関係」に関する相談の増加が全国的に顕著になっていることが分かっている。つまり，対人関係の形成，調整，再構成が大学生にとって実際的な課題となっている。入学直後における友達づくりに始まり，クラスやサークル活動における同輩および先輩―後輩関係，4年生や大学院生における研究室内の人間関係，そして求められるリーダーシップや協調といった社会的スキルを身に付けていくことが必要となっているといえよう。

　青年期の発達課題である「自立」という視点で考えると，学生にとって特に親・家族や教職員は遠ざけておきたい，自身の内面を知られたくない存在となる可能性があり，日常生活にて接点を持つ人とは異なる距離感で関わりうるカウンセラーとの交流が大きな意味を持つことになる。(**Topic-12**「学生相談」を参照)。

【吉　沅洪】

8章──職業生活とストレス

▶ §―1 職場のメンタルヘルスの意義

▶▶労働安全衛生としての事業者・従業員の義務

　従業員のこころの健康は，経営や業績に直結する重大な問題と認識されつつある。企業には，従業員が健やかに業務を行うことができる配慮が義務づけられている（安全配慮義務）。この義務は，労働安全衛生法を遵守していればその責任を免れるものではなく，現実の配慮が行き届いていない場合には民事上の損害賠償が求められる。これは，企業は経営上のリスクになるため，そのヘッジ（回避）が必要になる。一方，従業員側にも，自分の身を守るための自己保健義務が課されている。具体的には，定期健康診断を受診すること，その結果に基づいた健康を回復・維持するための行動を取らなければならない。

▶▶新しい職場メンタルヘルスの考え方

　かつてメンタルヘルス対策は，個人的問題であり生産性の低下とコスト増加で企業にメリットがないと考えがちだった。しかし近年では，メンタルヘルスの不調を個人的問題ではなく職場全体のシステムの問題であると捉えている。職場環境を改善することで，結果的に組織の生産性の向上につながること，また職場組織の改善によって優秀な人材が確保できることなどから，むしろ積極的な投資対象という位置づけにシフトしつつある。

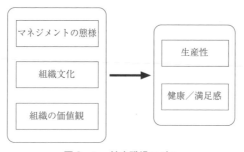

図8-1　健康職場モデル

米国立労働安全衛生研究所（NIOSH, 1994）の「健康職場モデル」では，組織の特性としてのマネジメントと組織文化，組織の価値観を組織の構成員で共有することによって，組織の生産性と従業員の健康や満足に貢献するというモデルが示されている。ここでは，労働者の健康と満足度と，組織の業績と生産性は両立できるとしている。

§ ─ 2　職場のストレスとは

▶▶職業性ストレス

　近年，仕事や職業生活に対して強い不安や悩み，ストレスを感じている労働者が5割を超える中で，そのストレスが原因で精神障害を発病し，労災認定を受ける労働者が増加傾向にある。また警察庁（2018）の統計では自殺者数の傾向として，2012年には3万人を下回り，2017年には2万1千人へと減少傾向にあるが依然多い。より積極的に心の健康の保持増進を図るために厚生労働省は「メンタルヘルス指針」（2015改正）を公表し，メンタルヘルスケアの実施を促進している。職業性ストレスとは，業務上に関わる全てのストレスを指している。実際の労働者のストレスは，家庭問題や個人的なものなども含まれており，包括的なメンタルヘルス対策が必要である。職業性ストレスには，さまざまなモデルがあるが，それらを包括的に理解できるモデルに米国立労働安全衛生研究所（NIOSH, 1998）が提唱した「職業性ストレスモデル」がある（図8・2）。

　この職業性ストレスモデルは，職場のストレスと疾病の関係が全体的に理解できる。仕事のストレッサーは，物理化学的環境（作業環境への不満），役割葛藤・役割不明確，対人葛藤，仕事の将来不明確性，仕事のコントロール，雇用の機

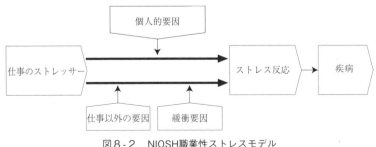

図8-2　NIOSH職業性ストレスモデル

会，量的な作業負荷（過剰なノルマ），作業負荷の変化，対人責任，技術の活用（知識不足や経験不足），交代制勤務，評価や待遇への不満など，職場に見られるストレッサーで構成される。ストレス反応は，ストレッサーによって引き起こされる反応で，身体的反応（疲労感，だるさ，不眠，頭痛，身体的愁訴など），心理的反応（憂うつ感，不安，職場不満足など），行動的反応（欠勤，飲酒，遅刻，事故，些細なミスなど）がある。ストレス関連疾患では，気分障害（うつ病）や不安障害（パニック障害），適応障害などのメンタルヘルス不調，高血圧や脳卒中，心筋梗塞などの循環器系障害，癌や糖尿病，アレルギーなどの免疫系疾患，胃・十二指腸潰瘍，過敏性大腸炎，下痢・便秘などの消化器系疾患，あるいは過労死，過労自殺などが含まれる。職場のストレッサーがストレス反応を引き起こし，それが増悪するとストレス関連性疾患に至ることが分かる。ただし，これらに至るまでには個人や仕事外の修飾要因が影響を与えており，そのコントロールが重要である。個人的要因とは，その人が持つ特性であり，年齢，性別，婚姻状態，勤務年数（雇用保証期間），職種，タイプA性格，自尊心・レジリエンス・ストレス耐性の強さが当てはまる。仕事以外の要因では，家族からの要求，地域，個人的な出来事やトラウマ体験から影響を受ける。ホルムスとラーによる社会的適応尺度から，家庭でのストレスが大きな影響を及ぼすと明らかにされており，これらの影響は無視できない。緩衝要因は，ストレスを和らげたり，ストレス関連疾患を防ぐものであり，上司・同僚および家族からのソーシャルサポートが含まれている。

▶▶職場のライフサイクルとストレスの特徴

　職場のストレスは，個人や家族のライフサイクルと当然関連している。新入社員（20代前半から30代前半）の，職場ストレッサーでは，仕事の適性や適応度，給与や処遇に対するものが中心で，個人的要因では，社会人としての成長度も関わってくる。仕事以外では，親からの自立と異性との交際，配偶者との結婚などが関わってくる。働き盛りの壮年期（30代後半から40代後半まで）の，職場ストレッサーとしては，現場での中心的な担い手であり，近年ではプレイングマネージャーとしての過重労働の問題も指摘されている。また仕事以外の要因では家族の育児などがある。中高年労働者（40代後半から定年まで）は，指導的立場であり，成果を出すことを求められる。また，個人的要因では，老衰として体の衰えが自覚される時期であり，記憶力や適応力が問題とされる。仕事以

外では，親の介護や子どもの独立などを抱える。こうした労働者のライフサイクルにも注目した支援が求められる。

▶▶女性労働者のストレスの特徴

女性には，出産前や産後の配慮や育児とキャリア，役割に関する十分な配慮が求められる。また，女性特有の生物的なストレッサー（月経痛，月経前症候群（PMS），更年期障害，妊娠・出産に伴う精神的・身体的疲労など）を抱えており，これらに対する配慮が法的に義務づけられている。依然として，セクシャルハラスメント（男女を問わず性的な言動への対応による労働条件の不利益や就業環境の悪化）や，マタニティハラスメント（女性労働者の婚姻，妊娠，出産を理由に不利益な取り扱いをすること）が発生しており，社会全体がこうした問題に取り組む土壌をはぐくんでいく必要がある。

▶▶非正規雇用者のストレスの特徴

近年の労働環境は，正規職員が減少し，非正規雇用が拡大している。それにともない，ストレスも増大している。2014年厚生労働省の「労働者健康状況調査」では，雇用の安定性や職場の人間関係などで強い不安や悩み，ストレスがあると答えている派遣労働者や契約社員の割合が多いと指摘されている。とくに，不本意に非正規雇用になったものが高い。正規雇用者が特権的立場ではなく，どの雇用形態を選択しても，納得が得られ，多様な働き方を自由に選択できる，「同一労働同一賃金」が今後推し進められることが求められる。

▶ §—3　労働災害の防止とメンタルヘルスマネジメント

▶▶労働災害と業務上の心理的ストレスとの関係

労働災害とは，「労働者の就業に関わる建設物，設備，原材料，ガス，蒸気，粉じん等により，又は作業行動その他業務に起因して，労働者が負傷し，疾病にかかり，又は死亡すること（労働安全衛生法2条1項）」である。事業者は，労働災害が発生すると，労働基準法上の災害補償責任と民事上の損害賠償を填補しなければならない。

近年，精神障害によるうつ病の発病や過労自殺の事例が後を絶たず，これらを予防するための施策が行われている。行政で労災認定されなかったケースが，裁判によって覆される事例が相次ぎ，問題の解消のために，1999年（2011年改定）

表8・1 職場における心理的負荷評価表

①事故や災害の体験	重度の病気をした（Ⅲ），悲惨な事故や災害の体験（目撃）をした（Ⅱ）など
②仕事の失敗，過重な責任の発生等	交通事故を起こした（Ⅲ），労働災害の発生に直接関与した（Ⅲ），会社の系絵に影響するなどの重大なミスをした（Ⅲ），違法行為を強要された（Ⅱ），達成困難なノルマを課された（Ⅱ），研修，会議等の参加を強要された（Ⅰ）など
③仕事の量・質の変化	仕事内容・仕事量の大木は変化を生じる出来事があった（Ⅱ），勤務・拘束時間が長時間化する出来事が生じた（Ⅱ）など
④身分の変化等	退職を強要された（Ⅲ），出向した（Ⅱ），左遷された（Ⅱ），早期退職制度の対象となった（Ⅰ）など
⑤役割・地位等の変化	転職をした（Ⅱ），複数名で担当していた業務を1人で担当するようになった（Ⅱ），自分の昇格・昇進があった（Ⅱ），部下が増えた/減った（Ⅰ）など
⑥対人関係のトラブル	転職をした（Ⅱ），複数名で担当していた業務を1人で担当するようになった（Ⅱ），自分の昇格・昇進があった（Ⅱ），部下が増えた/減った（Ⅰ）など司/部下とのトラブルがあった（Ⅱ），同僚とのトラブルがあった（Ⅰ）
⑦対人関係の変化	理解してくれていた人の異動があった（Ⅰ），上司が替わった（Ⅰ），昇進で先を越された（Ⅰ），同僚の昇進・昇格があった（Ⅰ）

注）心理的負荷の強度はⅠ（弱）～Ⅲ（強）で示されており，これらはそれぞれの平均値とされる。
出所：厚生労働省（1999，2011改定）より一部抜粋。

厚生労働省は「心理的負荷による精神障害等に係る業務上外の判断指針について」を発表し，具体的な出来事がどの程度心理的負担になるか整理している（表8・1参照）。管理監督者は，これらの基準を参考し心理的負担が「Ⅲ（強）」とされる出来事が発生しないように防ぐ努力が求められるとともに，発生した場合に備えた支援について検討しておかなければならない。

▶▶労働時間と健康障害との関係

過重労務による健康障害（過労死など）を防ぐために，タイムカード上ではなく実際の労働時間と睡眠時間の把握が必要である。過重労働が月45時間を超えると，疾患発症の可能性が高まり，仕事の裁量権が低いと循環器疾患が，上司や同僚のサポートが低いと，心血管疾患が多くなるといわれている（厚生労働省2001）。過労死や過労自殺が多発する中でようやく2014年に過労死等防止対策推進法が制定された。これまで定義されていなかった「過労死」を，①業務における過重な負荷による脳血管疾患・心臓疾患を原因とする死亡，②業務における強い心理的負荷による精神障害を原因とする自殺による死亡，③死亡には至らないが，これらの脳血管疾患・心臓疾患，精神障害と定義している。労働時間は労働基準法で週40時間以内とされており，それ以上の労働を課す場合

表8・2　36協定での労働時間の延長限度時間

期間	1週間	2週間	4週間	1か月	2か月	3か月	1年間
限度時間(h)	15	27	43	45	81	120	360

は，労働者と労使協定である36（サブロク）協定を締結する必要がある（表8・2参照）。時間外労働が月に80時間で過労死ラインとされており，100時間を超え，かつ疲労の蓄積が認められる者で面接の申出をした従業員に対して，事業者は医師による面接指導の実施を義務づけられている。また，「勤務間インターバル」の導入も進められている。これは，勤務終了後，一定時間以上の「休息期間」を設けることで，働く方の生活時間や睡眠時間を確保するものである。

　過労死は，本人のみならず，家族や社会にとって大きな損失である。この過労死をゼロにするために，業務の効率化と勤務時間の適正化を社会全体で実現していく必要がある。

▶▶人権意識の高まりとハラスメント

　1948年，国際連合（国連）は世界人権宣言を採択宣言した。この宣言は，すべての人間が人間として尊重され，自由であり，平等であり，差別されてはならないことを定めており，国際社会の基本的ルールの大きな柱となっている。近年，ハラスメントに対する理解が進み，パワーハラスメント（同じ職場で働くものに対して，職務上の地位や人間関係等の職場内の優位性を背景に，常務の適正な範囲を超えて，精神的・身体的苦痛を与えるまたは職場環境を悪化する行為；厚生労働省2012a）による人格の否定や，セクシャルハラスメントによる被害が人権問題であるとして，上司の指導が社会問題となる事例が激増している。また，この問題は学校やスポーツ界でも広がっており，数多くの訴訟問題に発展している。たとえば，アメリカから優位的立場を利用したセクシャル／パワーハラスメントが告発される運動（#MeToo運動）が起こり，それがソーシャルネットワークを通じて全世界に広がりを見せ，実際に裁判によってその犯罪性が示されている。企業としては，退職理由で男女とも第1位に挙げられているものは職場人間関係であり（厚生労働省，2012b），その背景はハラスメントが見え隠れする。研修などにより労働者の人権意識を高め，相手に配慮した言葉や態度を学ぶこと，そしてハラスメントについて職場で話し合うことができる風土を醸成することがリスクの軽減に有効であると考えられている。

【赤田太郎】

9章——結婚とストレス

▶§—1　未婚，非婚とストレス

晩婚化が進み，生涯を独身で過ごす人は増加している。自由や気楽さが維持したい，趣味や娯楽を楽しみたい，仕事に打ち込みたいなど，結婚しないことを主体的に選択する人たちがいる一方で，シングルを余儀なくされている人も少なくない。いずれは結婚しようと考える人の割合は高いが，結婚への障壁としては，相手にまだめぐり会わないことや，結婚資金などの経済力の問題が挙げられる（国立社会保障・人口問題研究所, 2016）。男性に一定の経済力を求めている女性も多く，その期待に合う経済力を持つ男性が減少している中で，結婚難が起きている面も指摘されている。男性の場合は特に，非正規雇用であることや年収の低さが恋人交際率や結婚率にマイナスに作用しやすい（内閣府, 2011）。少しずつ変化してきたとはいえ，結婚するべきという社会規範は根強く，周囲からのプレッシャーや偏見がストレスになる。

▶§—2　結婚生活とストレス

結婚生活におけるストレスを夫婦のライフサイクルに添ってみていく。しかし，これが典型的なモデルというわけではなく，子どものいない夫婦も多いし，夫婦の数だけライフサイクルは多様であることは言うまでもない。それぞれの実情に合わせて，夫婦の役割や関係性も柔軟に変化していくことが必要となる。ライフサイクルの前のステージでの葛藤の未解消が，次のステージでの関係性に影響することも少なくない。

▶▶新婚期

妊娠が結婚に先行して生まれた子どもが嫡出第一子に占める割合は4人に1人である（厚生労働省, 2010）。結婚の意思がまだ固まってなく，どういう関係性を望んでいるのかという話し合いもできないまま，婚姻届を出す場合が少なく

ないとみられ，後に結婚生活での困難につながることもある。特に，若年結婚は，夫婦関係や経済的不安定などの困難を抱え，離婚につながりやすい。

　異なる環境，価値観，文化で育った二人が，新しい役割を得て，家庭を築くことは，生活上の大きな変化と課題を伴う。生活習慣，役割分担，時間やお金の使い方，余暇の過ごし方などにおける違いに改めて気づき，葛藤が生じる。これらの葛藤を回避せずに調整していくこと，話し合い，折り合い，新しいライフスタイルを築いていくことが必要となる。その際，一方のみが譲っていれば，合わせている方のストレスは高まる。また，原家族の親子関係のあり方は，良くも悪くも夫婦関係に影響し，親から精神的に自立していない場合は，パートナーより親の意見を重視してしまい，対立が深まることがある。

　子どもを持つか否か，持つ時期や人数などについて，夫婦間で望みが異なることもあるし，経済的問題や保育所不足，キャリアへの不安から妊娠に踏み切れないこともある。不妊である場合は，治療の選択肢の多さが希望をかなえることがある一方で，お金や時間などの多大な負担が生じたり，子どものいない人生へのかじ取りの困難につながったりすることもある。また，治療のストレスから夫婦関係が悪化することは珍しくない。夫婦で思い通りにはならない人生を受け止め，暮らし方を描き直していくことも課題となるだろう。周囲の子育ての話題に疎外感を抱いたり，親や親戚からのプレッシャーや，子どもを持って一人前という価値観が，夫婦を追い詰めたりすることもある。

▶▶子育て期

　子どもを持てば，妻役割・夫役割に，母役割・父役割が加わる。子育ては多大な時間とエネルギーを要するため，新たな役割分担を調整し，慣れていく必要がある。しかし，日本では家事育児役割の男女間の不均衡が顕著で，6歳未満の子供を持つ男性の家事育児関連時間は1日当たり83分（女性は7時間34分）と先進国中最低の水準にとどまり，女性の負担が重い（総務省, 2017）。妻の夫への愛情は，出産後低下していくことが多いが（ベネッセ教育総合研究所, 2010），子どもの乳幼児期に，夫が育児に積極的に関わったり，妻をサポートしたりすることは，その後の妻から夫への愛情と子育てによい影響を及ぼすと考えられる（菅原, 1998）。夫が父役割にうまく適応できない場合は，妻が子育てに没頭することで自分への関心が薄れることを受け入れられず，関係が悪化することもある。虐待の背景に夫婦関係の問題があることは少なくない。子どもの成長と

9章　結婚とストレス　053

共に，子育て方法，教育方針，反抗や問題行動への対応をめぐる葛藤も生じる。

▶▶子どもの自立期

　子どもの自立期には，子育てという共通の目標や，経済や家事育児の担い手といった相手の実利的必要性は徐々に縮小していき，精神的交流の重要性が増し，夫婦関係が改めて問い直されることになる。子育てに多大な時間とエネルギーを注いできた女性の場合は，この先の生き方の模索を始めることになる一方，多くの男性は女性の思いには気づかず仕事上の責任も増し，仕事に邁進していることが多い。父親・母親役割だけで結びついていた夫婦は共通の目標を失い，子育て中は直面しなかった葛藤や，潜在していた問題が浮かび上がり，取り繕ってきた綻びが大きくなることがある。老年期に向けて，親の介護という課題とも出会いつつ，新たな夫婦関係をどう構築していけるかが課題となろう。

▶▶老年期

　退職は，夫婦関係に大きな変化をもたらす。伝統的な性役割分担をしている夫婦において，夫の生活自立能力が低ければ，夫の退職により妻は昼の食事の用意など何かと家事が増え，自由な時間が減ることになる。仕事一筋できた男性は仕事以外の人間関係が乏しいことが多く，妻への依存が高まることが，妻のストレスになることもある。新たな生きがいを見つけ，人間関係をつなぎ，夫婦の時間や個別の時間のよいバランスを見つけていくことが必要となろう。

　パートナーとの死別は，それまでの関係性によるが，親密さや思い出を共有できる相手，夫や妻としての役割を失うことにもなり，大きなストレスとなることが多い。新たな生活に適応していくことが必要となる。

▶ § ― 3　離婚・再婚とストレス

　結婚生活を続ける中で性格の不一致が明らかになったり，葛藤をうまく解決できなかったり，不貞行為などで修正不可能な溝ができたりして，共に生活を続けることが困難になることがある。しかし，子どもが幼い，経済力がない，世間体が良くないなどの理由から，離婚に踏み切れずにいる人も少なくない。用事以外は口を利かない，食事を別にとる，子どもを伝達役に使うなどしながら，「仮面夫婦」「家庭内別居」状態で暮らしている場合もある。

▶▶離婚

厚生労働省 (2017a) によると離婚件数は年間約20万件である。同居期間が5年未満の離婚が多く，最初の生活のすり合わせで葛藤が生じ，解決しないまま離婚に至っていることが多いと考えられる。離婚の申し立ては妻からが大半であることは，後述のように結婚の満足度が全般的に妻の方が低く，年月が経つにつれその差が開いていくことが関係しているだろう。離婚申し立ての理由は「性格が合わない」が妻夫とも最も多く，妻では「生活費を渡さない」「精神的に虐待する」，夫では「精神的に虐待する」「家族親族と折り合いが悪い」の順に続く (裁判所2016)。協議や調停でうまくいかなければ裁判となるが，そのプロセスで双方が有利に進めるために，相手の欠点をあげつらい，心の傷を深めてしまうことがある。離婚を望んだ側でなければなおさら，挫折感や恥，自責の念にさいなまれたり，これまでの関係や生活，子どもや未来の希望までも手放すという喪失感を引き起こしたりする。離婚後は，転居や生活水準の低下，家事負担の増加，親役割を一人で抱えるなど様々な変化の中で，新たなライフスタイルを構築していく必要がある。自殺死亡率は，男女とも有配偶者に比べ離別者に高く，離婚のメンタルヘルスへの打撃が窺える (厚生労働省2017b)。

昨今，配偶者の死後，姻族との関係を絶ち切るいわゆる「死後離婚」が増えている。女性からの「姻族関係終了届」の届け出が多く，背景には姻族との不仲や，義父母の介護，墓の管理への不安があるとみられる (朝日新聞2017.6.5)。

▶▶再婚

婚姻届を出すカップルの約4組に1組はどちらか，ないし両者が再婚である (厚生労働省，2017c)。夫婦のいずれか，もしくは両方が子どもを連れて再婚した家族のことをステップファミリーと呼ぶ。大人だけではなく，子どもも喪失と変化を経験し，新たな家族との生活習慣をすり合わせ，関係を構築していかなければならないが，これは時間やエネルギーを要する。再婚を周囲に反対されていた場合は，身近な人に相談出来ず，悩みを抱え込んでしまうことが多い。

▶ § ― 4　様々な結婚のありようとストレス

週末だけ会うなどの別居婚は，互いのライフスタイルが尊重され，日常を共にしないことで新鮮さが保たれやすいなどの利点がある一方，子どもができる

とこのままでいいのかという葛藤が生じやすいようである。単身赴任で途中から別居を余儀なくされる場合は，パートナーがいない生活に適応することは時間を要し，単身赴任が終了しパートナーが帰ってきた際の変化に再適応するまでの間もストレスとなりやすい。国際結婚は，文化差やコミュニケーションの困難，子どもの養育方法の違いにうまく対応していくことが課題となるだろう。夫婦別姓を通すためや，戸籍制度や「家」制度への反対などの理由から婚姻届を出さない事実婚カップルは，相続や税制などの面での不利益はあるが，姓の継続や互いの対等な関係性，相手の家から解放されやすいなどに利点がある。同性同士の結婚は日本では法的保障がなく偏見も根強いが，いくつかの自治体で同性パートナーシップ制度を導入するなど，少しずつ社会の意識は変わりつつある。

　人びとのライフスタイルは多様化しているが，パートナーは異性であるべき，結婚するべき，婚姻届を出すべき，姓は統一するべき，同居するべき，子どもを産むべきなどの社会規範はいまだ根強く，様々な結婚のあり方が市民権は得ているとは言い難い。法的保障のなさや，無理解，偏見，差別からストレスを抱えやすい面がある。

▶ §— 5　ドメスティック・バイオレンス（DV）

「配偶者や恋人など親密な関係にある，又はあった者から振るわれる暴力」を指すドメスティック・バイオレンス（以下DVと略す）には，身体的暴行（殴る，ける，物を投げる），心理的攻撃（人格を否定する暴言，交友関係やメールなどの監視，無視，脅迫），経済的圧迫（生活費を渡さない，働くことを妨害する），性的強要（性的行為の強要，避妊の非協力，中絶の強要）がある。内閣府（2021）によると，約26％の女性，約18％の男性に被害経験がある。DVの本質は，身体的，社会的，経済的，心理的に優位な立場にあるものが，弱い立場にあるものを支配することである。被害者に女性が多いのは，妻は夫に従うべきというような社会通念や，男女の経済的格差など，社会構造の問題が関係している。DVは身体的受傷だけではなく，精神的にも大きなダメージを与える。うつ病，心的外傷後ストレス障害（PTSD），被害が長期にわたると複雑性PTSDを引き起こす。心身症，アルコールや薬物の乱用，無力感，自責感，人間不信につながるなど，様々な

影響を及ぼし，加害者から離れた後も回復には時間とサポートが必要となる。

▶§—6 夫婦関係とメンタルヘルス

夫婦の愛情関係は，メンタルヘルスに影響を及ぼす要因となる。夫婦関係の満足度は全般的に妻より夫の方が高く，年月を重ねるにしたがい，その差が開いていく傾向にある（柏木, 2003）。夫といる時に孤独を感じる女性も多い（井上, 2001）。女性に比べて男性の方が夫婦関係から多くの情緒的サポートを得ていることが多く（稲葉, 2001），妻はケアする，夫はケアされるという非対称的関係のカップルでは，ケアの授受が対等なカップルに比べて妻の不満は大きく心理的安定は低い（平山, 1999）。このような関係性の中で，妻は夫に愛情が持ちづらく，ケア役割への心理的負担は増していくと考えられる。夫婦ともフルタイムで働き続けた中高年カップルでは，夫も妻も配偶者満足度は高い（柏木, 2013）。

結婚満足度を高めるのは，相互的な情緒的サポート，会話の豊かさ，家事育児分担への満足度などがあげられよう。妻と夫が同程度の経済力を持つ場合，夫の妻への関心・配慮は高まり，妻の夫への配慮と同等になるとの研究（柏木 2003）や，個人的な趣味などの生きがいに集中することが結婚満足度に肯定的な影響も及ぼすという研究もある（兪, 2014）。

▶§—7 まとめ

以上のように，結婚にまつわるストレスには，個人間の問題だけではなく，結婚や夫婦はこうあるべきという社会規範や，ジェンダーによる男女のケアの不均衡さ，家事育児負担の女性への偏りなどがある。そこに，男女の経済格差や社会的地位の不均衡，過剰労働，様々なライフスタイルを支える社会制度の不足などの問題が影響し，ストレスを増大させている。このことを踏まえると，ストレスの軽減のためには，個人へのサポートに加え，多様性への理解，性役割分担の見直し，男女平等や共同参画，そのための教育や啓発活動，社会構造の変革，支援システムを含む社会制度の充足なども重要となろう。

【窪田容子】

10章——出産・子育てとストレス

▶ § — 1 妊娠・出産とストレス

▶▶妊娠・出産

不本意な妊娠は，心身の負担を伴う中絶につながることも少なくなく，メンタルヘルスにダメージを与えることが多い。

妊娠出産期は，身体やホルモンバランスが変化し，女性のメンタルヘルスにおいてリスクの高い時期である。つわり，体調が悪いときの家事育児，生活の制限，性生活の変化，流産・早産，未熟児，障害児，分娩への不安などがストレスとなるし，わけもなく落ち込むという体験をする妊婦も多い。出産前に子どもを持つことへの不安があった人の方が，出産後の子育てが楽しいと感じられない傾向があり（三菱UFJリサーチ＆コンサルティング, 2014），出産前からの切れ目のないサポートが必要である。

出産のプロセスは，不安や痛みも大きく，思い通りにはならないことが多い。豊かな出産体験は，産後の母親役割に対して肯定的に捉えることや，育児不安や育児ストレスの軽減（竹原ら, 2009），子育ての自信によい影響を及ぼす（ベネッセ次世代育成研究所, 2011）。出産が孤独でつらい体験ではなく，大仕事を成し遂げたという達成感や，自信が得られる体験となるようなサポートが必要である。

早産，帝王切開，未熟児出産，障害児出産などの場合，サポートがなければ，母親の自尊心の傷つきや罪責感につながり，母親役割が失敗感からのスタートとなってしまうことがある。流産・死産を経験する夫婦は約15％（国立社会保障・人口問題研究所, 2015）と少なくないが，大きな喪失感を伴うものである。

▶▶産後

産後，3日から2週間前後は，ホルモンバランスの急激な変化もあり，一時的に気分が落ち込み,情緒不安定になりやすい(マタニティブルー)。また,産後2,3週から3か月くらいの間は，疲労や睡眠不足，役割の変化，育児への不安，

孤立などから，憂うつ，イライラ，悲しみ，涙が出る，自責，赤ちゃんが可愛く思えない，眠れない，食欲がなくなるなど，産後うつになりやすい。厚生労働省によると，妊産婦の約４％がうつ病などで治療や精神面のケアが必要としている（朝日新聞2016.5.13）。産後うつは，子育ての自信の喪失，自殺，育児放棄，虐待，子どもの愛着障害などにつながる危険があり，身近な人たちのサポートに加え，産婦人科医，助産師，看護師，保健師などによるリスクのある親の早期発見と，心理，医療，家事育児支援などが必要となる。国立成育医療研究センターなどのチームによると，父親も約６人に１人が子どもの出生後，理由もなく不安になるなど，メンタルヘルスが不調になる傾向があり，うつ傾向になると虐待になり得る行為のリスクが高まる（毎日新聞2017.1.6）。父親への支援も必要である。

▶ § ― 2　子育てとストレス

　子育てが楽しいと感じる親は多い一方，子育てをしていて負担・不安に思うことがある親も多い。経済的負担, 子どもの病気, 自分の自由な時間が持てない，心身の疲れ，親同士の関係，子育てに自信が持てない，夫婦で楽しむ時間がない，仕事が十分にできないなどがあげられる（厚生労働省，2015a）。このようなことから，夫婦が望む子どもの数よりも実際に持つ子どもの数は少ない。高齢出産を背景に，子育てと親の介護が同時にのしかかる「ダブルケア」を経験する人も少なくない。子育てに伴うストレスについて以下に見ていく。

▶▶子育ての特徴に関するもの

　核家族が増え，地域とのつながりも薄くなり，乳幼児と関わった体験がないまま親になる人は多い。また，子育ては区切りのない長時間労働で，計画的・効率的に進められるものではなく，常に臨機応変な対応が求められ，子どものペースや要求に合わせなければならない。夜泣きやかんしゃく，発達への気がかりなど，思うようにならないことの連続である。一人の時間が持ちづらく，自由な活動が制限され，子どもの生存に関わる緊張があるなど，子どもを持つ以前に経験したことがない生活状況となる。よく泣く，哺乳や睡眠のリズムが安定しない，育てづらいと感じる気質の子どもや，未熟児，多胎児，慢性疾患，障害など，子どもの特徴により多くの世話が必要となる場合がある。物理的な

10章　出産・子育てとストレス│059

世話が減る年齢になっても，勉強や進学，いじめ，不登校，引きこもり，問題行動などは，見守る親にとってもストレスとなる。事故や犯罪，重大な病気など思わぬ危機に出会うこともある。また，子育てに多くのエネルギーを注いできた親にとって，子どもの独立は喪失感を伴うものとなる。

▶▶孤立と，母親に集中しがちな子育ての負担

　自由に出歩けない子育て中でも，インターネットなどを通してつながりを感じている人は少なくないが，地域での子どもを通した付き合いは減っている。

　変化してきているとはいえ，日本の父親が育児にかける時間は，先進国中最低の水準で，6歳未満の子がいる男性の育児時間は女性の4分の1以下（男性49分，女性は3時間45分）であり，依然として女性が育児の大部分を担っている（総務省, 2017）。父親が育児に参加せず育児の責任を母親だけが負っている場合，母親の育児不安や子どもや育児への否定的な感情は高くなる（柏木2003）。父親の子育てへの参加度が低ければ，母親の悩みを共有し合う相手として十分に機能せず，母親が責任を一人で抱え込み重圧を感じてしまうことになる。子どもに問題が生じた時に，母親の責任とする風潮は根強く，母親の罪悪感や自信喪失につながる。夫婦の関係性のストレスも，育児ストレスを高め，不適切な養育行動につながりやすい。一方，夫婦関係が調和していることや，自分の育児を妻が肯定的に受け止めていると感じることは，父親の育児関与を強める（福丸ら, 1999：木田ら, 1992）。

▶▶自分の生き方との葛藤

　職場で能力を活かして評価を得てきた人たちにとって，子育て期に専業主婦となることには，社会から取り残される不安や，能力が活かされない不全感や焦燥感につながりやすい。寿命の伸びと，産む子どもの数の減少により，子育て後の人生の時間は長く，子育てだけを生きがいとすることは難しい。しかし，母親に子育ての負担がかかっている状況では自分の生き方を大切にする時間は少なく，葛藤を抱え込む。個として評価される機会がないことの代償として，子育ての成功が自らへの評価となり，子どもへの過剰な期待につながることがある。育児不安は，有職の母よりも専業主婦の方が強いことは多くの研究から示されている。とりわけ，フルタイムで仕事をしている母親の育児不安が低いことは，有職の母には，子育て以外の時間や社会とのつながり，個として評価される機会が確保されていることが関係しているだろう。長期の育休を取った

060 ｜ 第2部　生涯発達とストレス

男性も，育児だけの生活に閉塞感を体験するようである。

▶▶個人的な問題

　情緒不安定や精神疾患がある場合，子育て期に症状が強まったり，精神疾患の悪化や再発がみられたりすることがある。子育て中は，心理的に自分の子ども時代を生き直すといわれ，子どもの年齢とともに自らが養育された体験がよみがえり，未解決の問題が再燃することもある。自尊感情が低いと育児不安やストレスは高くなりやすく，自分が好きになれない親の中には，子どもの中に自分の嫌な面を見てしまってイライラしたり，子どもがかわいく思えないと悩んだりする親は少なくない。

▶▶子育てと仕事の両立

　第一子出産前に有職だった女性で，出産後に就業を継続した者は約5割であり，仕事をやめた理由としては，「子育てをしながら仕事を続けるのは大変だったから」が最も多い（内閣府, 2018）。妊娠や出産，育児を理由とした退職強要や降格などの不利益な取り扱い（マタニティハラスメント）は男女雇用機会均等法で禁じられている。しかし，妊娠・出産した派遣社員の約半数，正社員の約2割が，何らかの不利益な取り扱いを経験している（厚生労働省, 2015b）。育児休暇の取得率は女性が約8割である一方，男性は約7％で，取得期間は約7割が7日以内である（厚生労働省, 2020）。育児休暇や勤務配慮などの制度はあっても利用はしづらい現実や，昇進への差し障り，長時間労働を前提とした人事評価なども，育児と仕事の両立を困難にする。

　男性に子育て役割が求められるようになり，もっと育児に参加したいと思っている乳幼児の父親は多いが，子どもとの時間が十分とれないと感じている父親も多い。共働きであっても家事育児負担は母親に偏っているが，その背景には性役割分業意識や母性神話に加えて，男性の長時間労働や職場の無理解がある。仕事と家庭の両立は，仕事も子育ても不十分である思いを抱かせ，多忙で疲労感は強まるが，生活への満足感を高める面もある（柏木, 2003）。

▶▶多様な子育てのあり方への無理解や支援不足

　ひとり親は，仕事も家庭も一人で担わなければならないため，負荷が高く，身近に相談できる相手がいなければ孤立してしまう。ひとり親世帯の貧困率は高く，母子家庭では特に深刻である。離別した父親からの養育費の受給は約4分の1世帯に留まっている（厚生労働省, 2017）。

その他，ステップファミリー，養子や里子の養育など，多様な家族のあり様があるが，支援は充実しておらず，周囲の無理解や他の人たちと悩みを共有しづらい面がある。

▶ §—3 子ども虐待

子ども虐待には，身体的虐待（殴る，蹴る，激しく揺さぶる，やけどを負わせる，首を絞める），性的虐待（子どもへの性的行為，性器を触る又は触らせる，ポルノグラフィーの被写体にする），ネグレクト（適切な食事を与えない，ひどく不潔にする，自動車の中に放置する，重い病気になっても病院に連れて行かない），心理的虐待（言葉による脅し，無視，自尊心を傷つけるような言動，きょうだい間での差別的扱い，ドメスティック・バイオレンスの目撃）などがある。全国の児童相談所が対応した子どもへの虐待件数は，2019年度は約19万件であった。

虐待は，命のリスクや外傷，身体の成長不全，知的発達の阻害，心理的問題を引き起こすなど，心身に重大な影響を及ぼす。背景には親の要因（望まない妊娠，ドメスティック・バイオレンス，夫婦関係，精神疾患，アルコール依存，被虐待体験，性格），家庭の状況（貧困，孤立），子どもの特徴（育てづらい気質，行動特徴，病気，障害），その他のストレス（職場や近隣との関係のストレス），社会的条件の不備（サポート不足）などがある。虐待の世代間連鎖が指摘されるが，被虐待体験があっても，子どもを虐待しない親の方が多い。子どもの頃にサポートしてくれた人がいる，安定したパートナーとの関係がある，カウンセリング等を通して課題を整理する，子育てのサポートがあることなどは，連鎖を食い止める力となる（数井, 2004）。虐待をされた子どもにも，虐待をしている親にも支援が必要である。

▶ §—4 育児ストレスの軽減のために

パートナーとの家事分担や子育ての協働に満足していること，育児仲間や協力者などのソーシャルサポートがあることは，育児不安を軽減する。家庭内では，パートナーと家事育児分担について話し合い，互いに納得のいくスタイルをつくることや，協力的な関わり，対話時間，情緒的サポートなどを通した良

好な夫婦関係がストレス軽減につながる。自治体などによる子育て支援は広がりつつあり，子育ての適切な情報を得る機会や，育児仲間を作る場，子どもが遊ぶ場，一時預り，育児相談などを利用することも役立つだろう。

　社会としては，子育て支援に加えて，仕事と子育ての両立がしやすい雇用環境の整備や労働時間の短縮，男女賃金格差の是正，保育サービスの充実，固定的性役割へのアプローチ，経済的支援など，子育てを社会がバックアップするシステムを拡充していく必要があろう。

　子育てには不安やストレスが伴う一方で，喜びや充実感をもたらし，親は人格的社会的発達を促される。例えば，子育てを通して，柔軟さと度胸・タフさ，自分の欲求を制御し他と協調する態度，広い多角的な視野，運命や信仰などの重視や謙虚さ，生きがいと存在感，自己の強さなどについての成長，発達を親自身が感じることができる（柏木，2003）。子育てが仕事への意欲につながることも少なくない。子育てのストレスを，社会のサポートを得ながら，乗り越えていくことは，社会への信頼や新たな価値観に拓かれていくことにもつながるのではないだろうか。

【窪田容子】

11章——老いとストレス

▶ § — 1　高齢者のメンタルヘルス

▶▶加齢とストレス

　平成29年版高齢社会白書によると，65歳以上の高齢者人口は3,459万人であり，総人口に占める割合は27.3％である。100歳以上の高齢者は平成29年9月現在，67,000人を超えている。また，65歳以上の認知症有病率は15％である。このような背景の中で，高齢期をいかにして健康に過ごすか，自立した質の高い生活（QOL）を送るかについて，誰もが無関心ではいられない。老いは身近なものとなり，老いとどのように向き合うのかが個人や社会に問われている。

　歳をとると心身ともに変化がある。加齢によって，運動能力，内臓機能，認知能力が衰える。以前のようには体は動かない。生活の変化は大きい。子育てと仕事を終え，生活スタイルと対人関係，一日の過ごし方は，大きく変わる。その区切りも生活の多様化と，寿命の延びに従って一様ではなく，60歳代から後数十年にいたるまで幅を持ってとらえる必要が出てくる。そして，加齢による変化は生涯にわたる。加齢による心身の変化，生活と対人関係，環境の変化は，ストレッサー（ストレス源）になりうる。加齢的変化の受け取り方，適応の仕方によっては，安定した長寿を得ることもできる。

　体験的な加齢感すなわち老いの自覚は複雑であり，個人差が大きい。変化は徐々に生じるが，急に歳を感じることもある。それまでの人生の積み重ねが，加齢感のなかに包含されるようでもある。老いの自覚は，目と耳の衰え，体力の低下，記憶力の低下など，身体的な変化がきっかけとなる。また，退職，子どもの独立や孫の誕生など，生活や環境の変化から老いの自覚にいたることもよくある。

　一方で，加齢による変化は老いの自覚にすぐさまつながるわけではない。生活上の要請や価値観の多様化において，老いへの対抗（アンチ・エイジング）に価値を置く時代性を背景にして，老いの自覚と受容はむしろ困難になっている。

身体的加齢と精神的加齢が一致しないのも，ストレス要因の一つである。す なわち，気持ちの上では自分がそんなに歳をとったとは感じられないが，身体 的な変化たとえば，足腰の衰えや痛みを感じたときに老いを感じる。これにつ いて最近の研究では，男女の差がみられる。女性と比べ，男性の方が身体的加 齢と精神的加齢ともに感じにくいことが多く，精神的加齢は感じ取られにくい。

　いいかえると，精神的加齢への受容が身体と比べて遅れやすい。精神的な成 熟が得られにくいともいえよう。

▶▶高齢者のうつ

　加齢による心身の変化による衰えや，家族関係，社会生活の変化と喪失から くる気分の落ち込み，不安，空虚感などは，何らかの疾病に分類されるという より，現実的な苦しみというべきものである。医師，心理師など専門家に頼っ て解決するより前に，生活ベースでのケアが欠かせない。さらに自分の人生の ふりかえりを通して，今後の人生の経済，生活面での見通しを立てること。こ のような作業を一人で行うより，他者と体験を分かち合う中で行われる方が， メンタルヘルスにおいてより効果が期待できる。

　歳を重ねるごとに，身体が不自由になり，また配偶者との死別などで，独居 となる高齢者が増え続けている。独居高齢者は孤立，貧困を背景に生活不安が 高く，社会的支援が乏しい状況へと陥ることがあり，うつのリスクは高まる。

　うつの症状は悲哀，不安，無気力を中心とした気分や情動の変化，行動面で の不活発，遅滞，ひきこもりなどが主な訴えである。うつは遷延化しやすい（森 岡2012）。現代医療の基本的な処方，投薬による寛解と鎮静によって軽快しても， もとの生活環境が変わらないと，再発することが多い。実際に「薬に頼りたく ない」というクライエントは多い。再発を防ぐには，適切な心理教育と環境調 整が求められる。ところが独居あるいは，施設入居の高齢者にはその機会が乏 しくなっていく可能性がある。

　所属する地域，家族や会社，組織集団での社会的役割は個人のアイデンティ ティの基盤となる。老いを迎えるとは，ライフイベントの中では退職や子ども の巣立ち，配偶者の病，介護という現実的な生活上の変化をきっかけとするこ とが多い。それまでの家庭や職場での役割が，すでに自分にそぐわないもので あっても，その意識から抜け出せない。あるいは自己を滅して役割を遵守し， 所属集団に尽くしてきたが，他の構成員評価は期待したほどではない。このよ

うな役割への固定した過剰な同一化は，老年期のうつの背景要因となる。

　もっとも自分の役割と他者の評価にこだわり，組織人であった自尊心は，その人の自分らしさの中心部分で，大切にしているよりどころである。そこを否定せず，個人の体験に即して人生をふりかえる作業は心理的支援の基本である。個性の埋没，すなわち自分らしさ，個人の尊厳が失われてしまう現代の状況こそ，老いのメンタルヘルスの背景にある大きな課題である。

▶▶健康を生み出す力

　長い人生の中で，逆境を跳ね返す力，何とかしのいで生き抜く力の源泉はどこから来るのだろう。レジリエンスという言葉が注目されている。精神的回復力やストレスへの抵抗力，復元力を意味する。ここでは類似の概念で，健康社会学者のアントノフスキーが導入した健康についての考え方を紹介したい。

　アントノフスキーは健康生成（salutogenesis）という新しい健康概念をもとに，人が人生の危機をどのように乗り越えていくかを，個別事例に則しながら探求してきた（Antonovsky, 1987）。病と健康を対立概念としてとらえるのではなく，病と健康を連続的なものととらえる考え方である。健康とは人生の終末には使い果たしてしまう資本金のようなものではなく，人生の一瞬一瞬において生み出されていくものである。その瞬間に健康の生成を捉えていく視点をアントノフスキーは導入した。たとえ末期の癌患者にもそのような健康を生み出す力は見出せるし，見かけが健康であっても，生成が滞っている状態は健康とはいえない。

　ストレッサーそれ自体は，健康にとってマイナスにもプラスにも作用しうるもので，ストレッサーが健康にどのように作用するかは，ストレッサーが生み出す緊張の処理に成功するか否かによっている。人生における否定的な出来事に抵抗する力，リソースの中核に一貫性の感覚（SOC；sense of coherence）があることを，アントノフスキーは見出した。生きていることの持続一貫性の感覚はストレスとの関係において，レジリエンスという概念と比べ老年期ではよりふさわしい概念である。SOCは中年期までに安定し，それ以降はそれまでのように大きな変動は生じにくいことがわかってきている。この年代までの人生経験を経て先に起こることがある程度見通しが立ち，自分にとって使えるリソースをある程度把握できている。それまでにいくつか困難を伴う経験をし，困難への対処の方法を身につけ，それをその後の人生に活かしていく。

▶ § ― 2 介護の中で人生を支える

▶▶玩具と理性――人生の実りの季節

　家族の心身の衰えを身近に感じたとき，家族としてどのような配慮が必要だろうか。介護の中で，老いた家族にどのように向き合うか。現代人が抱える難問の一つである。老いに関心を向けることであろう。老いは，周囲へメッセージを発信する力そのものを弱める。したがって，老いにある人に対してこそ，関心を持続する必要があろう。周囲の関心の向け方によって，老いの姿は変化する。

　和辻哲郎は『自叙伝の試み』（1961）のなかで，祖父の手慰みにつき合った思い出を記載している。祖父は衰えを自覚して医業を任せた後，家ではいつも何か手細工をしていた。幼い和辻はそれが理解できなかった。しかし，後になって子どもの遊びと同じだということに気づく。孫のおもちゃ遊びと同じだとまわりがもっと理解してやれば，祖父の晩年はもっと安らかであったろうにと悔やみつつ和辻は回想している。「子どもは遊びに没頭して，我を忘れ，時を忘れることができる。そういう遊びにおいて形成されている仮構の世界は，子どもにとって，現実の世界よりも強い存在感をもっているであろう。」このように，祖父の老いの姿への共感を持って回想する姿は，印象的だが，また，遊びは老いても心を支える手がかりであることがわかる。

　子どもの遊びは，ストレスへの自己対処法へのヒントに満ちている。シンガー夫妻は，3歳になる息子が次のような遊びをしていることに注目する。仲良しの飼い犬がなくなるという体験をしたマイケルは，遊びを通じて愛犬トビーを失った感情体験を再現し，心におさめていくのである。厚紙のブロックで犬小屋を作り，母親を「ワンワン」にして最初はやさしく，つぎは悪い「ワンワン」にして叱り，犬小屋に閉じこめる。最後に仲直りをする。そして動物病院に連れていくところで遊びは終わりになる。マイケルはこの遊びを通して，トビーに対する愛情と，自分の前から姿を消したことへの怒りと和解の感情を再現する（Singer&Singer, 1990）。

　このような例から，昔を取りもどすことは自分を取りもどすことであり，それによって将来に展望を与えるものであることがわかる。この心の働きは一生

続くものでありまた，老いの知恵である。悲喜こもごもある人生の出来事につながりを与え，時間の展望をもたらすように構成していく言葉の働きをナラティヴ（物語，語り）という。受け取り難い経験，生の出来事は，物語にすることによって，意味をもった経験として仲間に共有されることができると同時に，個人の内面におさめることが可能となる（森岡，2015）。

▶▶その人らしい生活の維持

個人の尊重，その人らしい生活の維持を支えるには，その人が生きてきた歴史と生活をよく知ることから始めたい。その具体的方法の一つとして，自身の人生を振り返るライフレビュー；回想法は高齢者への心理的な支援として，病院や介護施設などで実践され，その効果が認められている（山口，2013）。また，ライフレビューというまとまった設定ではなくとも，自分の人生をふりかえり，誰かに語ることの意味は大きい。次のような例がある。

> グループホームでのワーク。参加者たちは，楽しく語り合うなかで，雑誌から気に入ったものを切り取り，集めて台紙に貼るという簡単な作業を行っている。卒業研究である学生が，このような場を設定した。中に男性アイドルの写真ばかりを選び，ていねいに切り取って貼り付ける参加者がいて，学生の馬場さんが関心を持った。80歳をすぎた女性で，軽度の認知症があり，1年近くこのホームに通っている。若いアイドルを切り抜くときに，いちどその足の一部を間違って切り取ってしまい，その紙片が行方不明になってしまった。女性は切り抜きに向かって「痛かったやろごめん」としきりに謝る。切り抜いた紙片を貼りながら，女性は自分には子どもがいなかったため，養子をもらったこと，男性アイドルが孫に似ていたため選んだこと，このような話題を，馬場さんに語った。（馬場千晴2001年度奈良女子大学文学部卒業論文による）

ここで興味深いのは，ふだんは無口な女性で，この人にこのような人生があったとは，職員たちも知らなかったということだ。思い起し，それをオープンに語ることは自分をとりもどすことである。

▶▶世代と地域をつなぐ語り

親子，あるいは祖父母と孫という世代間で，思い出をふりかえり，先行世代は次世代に自らの体験を，ストーリーを交えて話すということは，生活の場にあふれている。家族での世代を超えた語らいは，次世代の心理社会的な発達を促進する。祖父母が学生年代に達した孫たちに，自らの若い頃のことを語るこ

とが，語る世代においても，受け取る世代においても，自分らしさを確かめ育てる基盤となる。

　山口（2018）は，肉親をなくされた家族があった場合，組内の人が2，3人ずつ何組かに分かれてそのお宅を訪問し，語り聞くことを続けるというある地域の慣習について紹介している。近隣の人々の手助けがあって，喪失の体験は語り直され，物語化し，地域で共有されていく。コミュニティの力が，地域を構成する人の死の受け入れをさせているのである。今やこのようなコミュニティの力はあらゆる地域で衰退している。地域における新たなコミュニティ作りが課題である。

★読書案内★
小山敬子（2011）なぜ「回想療法」が認知症に効くのか，祥伝社
大井玄（2008）「痴呆老人」は何を見ているか，新潮社
山口智子編（2012）老いのこころと寄り添うこころ——介護者・対人援助職のための心理学，
　　遠見書房

【森岡正芳】

12章——病気とストレス

▶ § — 1　病気・疾患・病 (やまい)

　病気は私達のすべてにとって身近なことがらであり，健康を害するという意味での病気を，一生涯に一度も体験しない人はおそらくいないだろう。特に年齢を重ねるにつれて，多かれ少なかれ，我々のほとんどはなんらかの病気を経験し，医師による治療や健康専門職による支援を受けることになる。しかし病気とは何であるのか，という問いへの答えは複雑であり，簡単ではない。

　近年の医療人類学の考え方（クラインマン1996）によれば，病気には二つの側面がある。その一つは，糖尿病，肺癌，心筋梗塞などのような，医学によって定義付けられたものとしての病気であり，これらは「疾患」と呼ばれる。各々の疾患は，一定の症状，検査所見，経過，予後等のワンセットの特徴を持つ一つの生物学的な実在物と見なされる。ある人がその疾患をもっていると判断する（あるいはされる）ことを診断とよび，診断が確定すると，それに応じた治療が選択され実行される。その結果，ある人は回復し，またある人は死に至るが，近年では多くの疾患はすぐに死ぬことも治ることもなく，それを抱えながら人生を送っていくことになる。

　一方で，病気の当事者（患者）から見ると，同じ疾患と診断されても一人ひとりが主観的に経験することはみな異なっている。例えば糖尿病を患っている人でも，ある人は「症状はほとんどないし，たいしたことはない」と思っているかもしれない。ある人は「将来目が見えなくなったり，人工透析をしなければならなくなったり，足を切断しなければならなくなる」と知らされて，恐怖に震えているかもしれない。またある人は「私はこれまで，こんなにも健康に気を使って努力してきたのに，その努力は無駄だったのか」と無力感にとらわれているかも知れない。これらの個々の患者が経験していることがらとそれについての主観的な意味づけを病（やまい）と呼ぶ。このような病いの体験は，患者に語る機会が与えられ，それがしっかりと聴きとられることなしには知ら

070 ｜ 第 2 部　生涯発達とストレス

れることがない。このような患者個人の体験の語りを「病の語り」と呼ぶ。

▶ § ― 2　病気とストレスの関係

　病気の多くが苦しみの体験であることを考えれば，病気とストレスの間に密接な関係があることは容易に想像ができる。しかし，ここでいうストレスとは具体的にはどういうことなのだろうか。ストレスという言葉はあまりにも人口に膾炙しており，その言葉を聞いたことがない人はおそらくいないだろう。そのために，ストレスという言葉が何を意味するのかについて意見の不一致があるにもかかわらず，その不一致自体が意識されることは稀である。

　古典的なストレスの線型因果論モデルでは，ストレスはストレッサーと呼ばれる刺激に対する反応として理解されてきた。さらにストレス反応は健康上の問題を引き起こす原因となると考えられてきた。このような線型因果論モデルは一見分かりやすいが，病気とストレスの関係を現場での体験と照らし合わせて理解・説明することが難しい。その第一の理由は，病気の多くは，ストレッサー（刺激）でもあり，ストレス（反応）でもあり，ストレス反応の結果でもあるからだ。また第二の理由は，ストレッサーとストレス（反応）とその結果の障害や病気の間に，一対一の因果関係を証明することが難しいからである。

　例えば，ホームズとレイによって提唱された社会的再適応評価尺度によれば，ライフイベントがもたらすストレスの値は，配偶者の死を100とすれば，自身の怪我や病気は53であるとされている。つまり，病気はそれ自体が強いストレッサーとなり，病気に罹患している人にストレスをもたらすと考えられる。しかし患者にしてみれば，そのストレスの体験と病いそのものの体験は区別できない。さらには，前節で挙げた糖尿病の例でも分かるように，病める主体である患者はそれぞれの病気を異なるしかたで受け止めており，ストレッサーとしての（身体の）病気に対する応答（ストレス）という単純なモデルで全体を説明することはとてもできない。

▶ § ─ 3　ストレスの評価・対処モデル

　本章では，病気とストレスの関係を，ラザラスが提唱した評価と対処を重視するモデルを出発点として考えていきたい。ラザラスが最晩年に提唱したストレスと対処の改訂モデル（ラザルス，2004）では，先行する個人要因と環境要因の間に生じる関係の変化をストレスのプロセスの出発点とみなす。

　個人と環境の変化は，変化を被った主体からの認知的評価を受け，それは，「その変化は私にとってどの程度悪い（良い）ことなのか」という意味付けを産み出す。ここで生じる関係的意味は，個々の状況に応じてみな異なっている。そこに生じた関係的意味は何らかの情動的反応を主体に引き起こし，主体はその情動をより好ましいものに変化させようとして，対処と呼ばれる何らかの行動を選択することになる。

　あまり深刻でない例で考えてみよう。ほとんど自覚症状のない人が，たまたま健康診断で問題（例えば肥満・高血圧・脂質異常など）を指摘されたとする。その情報は当人に若干の不安を誘発するだろう。彼は指導にしたがって食事を減らし，運動量を増やすかも知れない。これは問題焦点型の対処を行ったということになる。その結果不安も軽減し，身体の健康状態も改善すればめでたしめでたしとなる。しかし事はそう簡単に運ぶとは限らない。経済的な問題や心理的な問題（うつ気分など）を彼がすでに抱えている場合，食事制限や運動を実行することが難しく，むしろ飲酒量の増加などの健康上好ましくない方法で不安に対処（情動焦点型の対処）せざるを得ないという可能性もある。そうするとその結果はむしろ心理状態と健康状態の悪化を招くだろう。

　一方で病気がもたらしたインパクトに対して個人だけでは十分な対処ができない時には，健康支援を行う専門職や，家族・友人などの他の人々からの支援が受けられるかどうかが問題になる。適切に社会的資源が利用できるかどうかは，その結果に大きな影響を与える。良い支援が受けられる場合と，不適切な支援しかえられない場合では，結果は大きく異なってくるだろう。

　また，病気と診断されるということがもたらす社会的側面についても，考慮が必要である。病気の診断は，社会における「健常者」と「病者あるいは障害者」の間を明確に区分する強力な機能をもつ。「病気である」と認定されるこ

とによって，その個人は，一定の権利を失うが，逆に一定の責任を解除される。このことは多くの場合，強い両価的な感情を伴う。社会における「健康」と「病気・障害」との線引きをめぐる判断や交渉や調整は，強い情動負荷を伴うことがほとんどであり，このことは当人にとっての苦しみを軽減することもあれば，むしろ増強させることもある。

　このように，病気という人生におけるイベントがその個人にどのような影響を与えるかは，単一の要因では決まらない。環境要因，当事者の主体的評価，選択された対処，それらの総体としての関係的意味の変化，それに伴って起こる複数の情動，さらには二次的な帰結となる健康状態の改善あるいは増悪といった複雑なプロセスのネットワークそのものが病気に伴うストレスであると考えることができる。ラザラスの考え方に従えば，ストレスとは個人と環境の間に起こる相互作用の総体であり，病の体験の語りはそのプロセスの全体を描き出す重要な媒介の役割を果たすことになるだろう。

▶ § ― 4　深刻な病気とストレス

　ここまでは，比較的ありふれた例をとりあげてきたが，重大で深刻な病気の場合はどうだろうか。例えばがんなどの悪性腫瘍や，重篤な心臓疾患，あるいは深刻な後遺症をもたらす脳血管障害，さらには原因が不明で治療法も確立していない難病と呼ばれる疾患などに罹患した場合，そのこと自体が当事者の人生や生活に大きなインパクトをもたらすことは想像に難くない。実際にがんなどの重篤な身体疾患をもつ患者のうつ病の有病率はそうでない人に比べて高いし，自殺率も高いことが知られている。しかし平均値としてはそうであっても，前節でも述べたように，その個人が自身の病気にどう応答するかはそれぞれ異なっているし，それは単一の要因で決定されるわけではない。

　中川（2017）は，大動脈瘤で通院中の2名の患者に詳細なナラティブ・インタビューを行い，それぞれの患者のライフストーリーと「病いの語り」を聴き取った。大動脈瘤は無症候で発見されることもあるが，突然の激痛で発症し短時間で致命的な経過をとることもある深刻な疾患である。このような，いつ致命的なイベントが生じるか分からない病気を抱えつつ生きるということが，本人や周囲の家族にとってどのような経験であるのかは当事者の語りを通じてし

12章　病気とストレス │ 073

か知ることはできない。

インタビューを通じて研究者が知ったことは，患者が自分の置かれている状況や経過中に起こりうる危険を十分知っているにもかかわらず，驚くほど安定した精神状態で日々を暮らしているという事実だった。完治することがなく，最終的に致命的な結果をもたらす疾患を抱えつつ，なぜ患者は強い葛藤や不安に圧倒されることなく日々を暮らしていけるのだろうか。語りの分析から，①医師および医療機関との間に形成された強い信頼関係，②患者・家族と医療者の間の関係を象徴する何らかのアイテムの共有（例えばある患者は，最初に発作を起こした後に医療機関から渡された「緊急時の連絡先カード」をまるで御守のように常に身に着けていた），の二つのポイントが抽出された。すなわち，重大な病気とともに生きる患者の病いの体験は，様々なレベルでのできごとやストレス要因を内包しているとはいえ，その主観的な経験の総体は医療との親密で安定した関係によって支えられうるということである。

▶ §—5　病の体験における健康生成

次に，人生の半ばでがんに罹患した人についての研究例を紹介する。近年治療成績の向上により，がんの多くは直ちに命を失う病気ではなくなり，病気を持ちながら日常生活を続けていく人が増えた。このような人たちはキャンサー・サバイバー（がん体験者）と呼ばれる。がんが再発するかどうか分からないという不安を抱えながら生活を送るということはたいへんなことである。手術や化学療法や放射線治療による副作用や機能障害の問題も頻繁に生じる。さらに日常生活における，職業上あるいは家庭生活上の現実的な問題も加わる。ストレスのきっかけとなる事項は数えきれないほどある。キャンサー・サバイバーを支え，彼ら/彼女らのQOL（生命の質）を支えるための組織や活動も急速に充実しつつある。

麻生（2018）は，アントノフスキーが提唱した健康生成論（アントノフスキー2001）が，個人の人生においてどのように機能しているのかという研究疑問に基づく詳細な事例研究を行った。人生の半ばで舌癌を発症し，その後，発音等に障害を負った英語教師の事例を通して，通常ならば深刻なストレス反応を惹起しうるようなイベントを経験した個人が，どのようにして一貫性の感覚

（SOC）を保ち続けながら自身の健康を生成しているかが描き出された。

　アントノフスキーによれば，SOCは，把握可能感，対処可能感，有意味感の3つの下位要素からなる。ストレスフルな出来事に遭遇した時に，「そのストレスが全体としてどのような構造をとっているのかを理解し説明し得るという感覚」があり，「自分にはその出来事に対処できるという感覚」があり，さらに「そのような苦しい状況においても，その状況自体に人生における一定の意味が感じられる」場合には，人間は健康を保つことができる。さらに，そのような重大なストレスの体験そのものがSOCを高め，ストレスへの抵抗資源を強化することに役立てることさえできる。人は，自らの経験を意味づけ，説明し，それに対処することによって，ストレスをより豊かな抵抗資源に変えることができる。人はそれぞれの人生の物語を構築するなかから，自身の健康を生成していくのである。

▶ § ― 6　まとめ

　病気とストレスは複雑な関係によって結ばれており，単純な刺激と反応による因果論的理解では，実際に患者や医療者が現場で体験することをうまく説明できない。ラザラスの提唱した評価と対処のモデル，アントノフスキーの健康生成モデルなどが，現場でのストレス理解に役立つ。病気とストレスをめぐる複雑な状況をもっともよく反映するのは，当事者の病いの経験とその語りである。

【斎藤清二】

13章——死とストレス

▶ §—1 はじめに

　死は，私達すべてにとって避けることのできないものであり，現代のほとんどの人は，それを事実として受け入れている。ストレスという概念を一義的に定めることは難しいが，主体が経験する不快な情動や苦しみがストレスの中核であると考えるならば，死とストレスの関係は矛盾を含むものとなる。つまり，ストレスを経験する主体が死とともに消滅するのであれば，死がストレスをもたらすということはあり得ないからである。しかし，死とストレスの関係はより多様で複雑であり，私達は死をめぐって様々な主観的な経験をする。本章では，死とストレスの関係を様々な観点から論じていきたい。

▶ §—2 人生の比較的早期における死の自覚とストレス

　人間以外の動物が，自分が死すべき存在であることを自覚して悩むということはありそうもない。しかし，多くの人間は死を人生のいずれかの時期に自覚する。正確な統計はないが，人生の比較的早期，多くは小学校の低学年頃までに，「人間とは死ぬものだ」「自分もいつかは死ぬ」ということを自覚することは珍しくないと思われる。臨床心理学者の河合隼雄(2000)はその自伝において，すぐ下の弟が幼いころに肺炎で死んだというエピソードに続いて，以下のように述べている。

　　それで，そういったことがあったからかどうか，それはわかりませんが，幼稚園だから5歳くらいですね。その頃に，私は人間が死んだらどうなるかというのをかなり考えていたんです。そして息を止めたり，目をつぶってみたりしたんですがね。自分の意識が，なくなるということがどういうことかというのは，考えられないことでしょう。それを一生懸命考えたのですね。そのことは兄弟や親には内緒で，じ

076 │ 第 2 部　生涯発達とストレス

ぶんだけで思っていた。ぼくは一般的に言って，子供が死ぬことを考えるのは，大人が思っているより多いと思います。(62頁)

　このような，「自分の死」を意識する体験は，そのきっかけは何であれ，自分自身が他の誰とも違う個別の存在だということを自覚し始める「自我の目覚め」と関連していると推定される。あとから振り返ってみると，そのきっかけとして，子どもに何らかの不安を誘発する家庭内や学校での出来事などが推定できることもあるが，その時点では「子どもが一時的に情緒不安定になった」としか見えない。多くの場合，このような体験は時間とともに忘れられてしまう。しかし後の人生のある時期に，再びこの「死すべき私」の問題が意識に昇ってくることもあるだろう。

▶ § ― 3　思春期から青年期にかけての死の意識とストレス

　思春期から青年期にかけて，第二次性徴期や親への反抗期などを経て，自我の発達は新しい局面に入る。この時期に再び，死の問題が生じてくることが多い。この時期の「死の意識」は，「死が怖い」ということよりはむしろ「死が身近に感じられる」，時にはより積極的に「死を求める」という形で表れてくる。具体的には，自死念慮あるいは自傷行為といった，自己破壊的な観念や行動がこの時期には頻繁に生じてくる。

　高校生や大学生への調査によれば，「死ぬことを真剣に考えたことがある」と回答する生徒や学生は全体の20%以上にのぼる。そのうちの一部は，実際に自殺未遂や自傷行為を行う。もちろん個々の者がなぜ自殺関連行動に走るのかについては複数の要因が影響している。しかし，少なくとも死について考えたり，時には死に向かう行動を起こしたりことは一部の特殊な人だけに限られたことではない。

　自殺学の父と呼ばれたシュナイドマンは，自殺とは，「甚だしい心の苦痛」への対処であるという考えを提唱した。シュナイドマンは，その著書（シュナイドマン2005）において以下のように述べている。

　自殺してしまった人に感情移入することはできるのだが，まだ実行されていない

自殺の計画は何としても食い止めなければならない。自殺を考えるのは，本質的に誤った（あるいは異常な）ことではない。自殺が唯一の解決法であると考えることだけが異常なのである。自殺に関しては，「死」はキーワードではない，キーワードは「心の苦痛」なのだ。心の苦痛が和らげられれば，生き続けたいと思うだろう。誰も苦痛を望まない。ただ自分を苦しめている苦痛から逃れたいと思っているだけなのである。(23-32頁)

　ここでシュナイドマンが言う「心の苦痛」とは，まさに過酷なストレスに伴って起こる感情であるとともに，それ自体が強いストレッサーとしてはたらくものである。最も重要なことはそれが「他の手段では絶対に解決できない」と確信されるほどに強烈なものだということだろう。生きることが苦しみでしかなく，将来に何の希望も見出せないという感覚に囚われることは，思春期から青年期にかけて決して珍しいことではない。このような状況における「苦しむ主体」とは，具体的にはいったい誰なのだろうか。苦しんでいるのは「私」であり，出口のない苦しみをもたらしているのが「私の意識」であるとすれば，そこからの救いが「意識を消滅させる」ことであると結論するのはむしろ必然的である。ある大学生の書いた以下の文章は，その機敏をよく表現している。

死ねる薬が欲しい。
薬自体で死ねるんならなおよし。
頭壊れて迷わず飛べるように，
迷わず切れるようになる薬でもいい。
とにかく
死にたいんじゃないけど，
生きていたくない。
意識をもちたくない。
考えたくない。
考える機能が止まってくれたらなんでもいい。
壊れろ思考回路。
止まれ。

(ある大学生ＡさんのSNSへの投稿)

　死が，意識を消滅させることによる「苦痛への対処」であると考えれば，死や自殺について考えたり語ったりすることは，むしろ苦しみからの救済を見出

す強力な媒介にもなりうる。シュナイドマンはニーチェを引用して「自殺について考えることは大きな慰めになる。自殺という手段を手に入れることで，苦しみに満ちた多くの夜を何とか乗り越えることができる」と述べている。死や自殺について語ることができるような場を確保することは，逆説的に自殺を実行してしまうことへの防波堤になる可能性がある。近年SNS等を通じて，死や自殺をタブー視することなく語る場が確保されつつあることは自殺予防対策の観点から考えても望ましい動きであると考えられる。

▶ § ― 4　二人称の死とグリーフ・ケア

　ここまで，人生の比較的早期における「自分の死＝一人称の死」とストレスの関係について論じてきた。それとは異なり，自分にとって大切な他者の死（二人称の死）は，多くの場合喪失体験としての苦痛を主体に引き起こす。大切な人を失う体験は，通常は悲嘆（グリーフ）の体験とそこからの回復の過程として描写され，その過程に寄り添うケアをグリーフ・ケアと呼ぶ。グリーフ・ケアは，家族などの身近な人の死や，予期せぬ災害や事件などによる死によって大切な人を失った人々へのケアとして，近年広がりを見せている。

　悲嘆の過程については，いくつかの理論モデルが提唱されているが，これは喪失という大きな関係的意味の変化によって開始されるストレスのプロセスとして理解することができる。当然のことながらこのプロセスは，個人による出来事への評価，誘発される情動への対処などの複雑な要因を含んでおり，個別性に富んでいる。悲嘆のプロセスのモデルには，キューブラー・ロスの5段階モデル（否認・取引・怒り・抑うつ・受容）を初めとして複数のモデルがある。

　悲嘆のプロセスそのものは，喪失体験によって引き起こされる正常な反応とみなされる。しかし少数ではあるが，通常の生活に著しい差支えを生じるような心理・身体・社会機能的な問題を長期間引き起こすことがある。これらは精神医学的な観点から言えば，急性ストレス障害（ASD），あるいは心的外傷後ストレス障害（PTSD）の範疇に入る。グリーフ・ケアの基本は，当事者に寄り添い，語りに真摯に耳を傾け，経験，感情などを共感的に傾聴しつつ，当事者自身が自らの体験を意味づけ，新しい物語を再構成することを助けることである。

13章　死とストレス ｜ 079

▶ § ― 5 エンド・オブ・ライフ・ケアとストレス

　悪性腫瘍をはじめとする根治不能の疾患や，そもそも老化との関連から治癒が困難な慢性疾患など，人が死にゆくまでの過程をどのようにQOL（生命の質）を保ちつつケアしていくかが，現代の医療の主要な課題となっている。死に至るまでの間や死の前後のケアに積極的に取り組もうとするムーブメントとしては，ターミナル・ケア（終末期ケア），ホスピス・ケア，あるいは緩和ケアといった概念が用いられてきた。近年ではこれらを全て包括する概念としてエンド・オブ・ライフ・ケアという言葉が用いられている。エンド・オブ・ライフ・ケアは，一人の人間を生物，心理，社会的な存在，さらにはスピリチュアル（霊的）な存在として把握し，全人的にケアしようとする試みである。

　本章の主題である死とストレスという観点から，エンド・オブ・ライフ・ケアを再度描写すると，一つは死に至るまでの「生」の質をどう保つかという問題であり，もう一つは「一人称の死」の問題に直面せざるをえない患者にどのように寄り添うのかという問題である。後者に対しては，通常の身体ケアだけではなく，傾聴を主体としたカウンセリング的なケア，あるいはその人が望むのであれば宗教的な専門性をもったスタッフによるケアなどが有益である。しかし，身体面や社会的機能面のこまごまとした問題と後者のスピリチュアルな問題は一人の個人の中では切り離すことができない。岸本（2015）は，ある肺がん患者の事例をとりあげて，この問題を論じている。

　この患者は，骨転移，がん性胸膜炎，胸壁浸潤などの，広範な転移のある肺がん患者であり，オピオイド（鎮痛目的で用いられる医療用麻薬）による痛みのコントロールが行われていたが，効果が不十分であり，患者は抑うつ状態に陥っていた。その患者は看護師に以下のように語った。

　　もうどうしていいかわからない。薬が増えても痛みはマシにならないのに薬だけがどんどん増えていく。しんどいしフラフラになるし吐き気も出ている。先生とか薬剤師さんに「痛みは？」って聞かれたら，痛いので「痛い」って答える。そうしたらまた薬が増える・・・私は本当は薬を増やしてほしくないと思っているけどそれが伝えられないことが，精神的にこたえる……痛みは平行線なのにストレスのほう

がどんどん増えていっていることが精神的に辛い。自分の意思が伝わらないことの
ストレスが大きい。痛みや症状の問題よりも精神的な問題のほうが勝っているから、
薬を増やすことばかりじゃなく減らすことも考えてほしい。　　　　　　（32-34頁）

　この患者の思いを十分に聴き取った上で、医療チームは病棟でカンファレン
スをおこなった。その場に患者も立ち会いたいと希望し、カンファレンスの場
で主治医やナースに向かって、「痛み止めを減らしたい」と述べた。減量して2、
3日すると少し痛みが出てきたが、患者の希望するペースで薬を調整していっ
たところ、減量する前の量よりは少ない量で良好なコントロールが得られた。
　この例に示されるように、エンド・オブ・ライフ・ケアにおいても、患者は
"主体として生きている"のであり、そこには個人と環境の関係的意味の変化と
してのストレスが生じることは避けられない。そこでは患者を主体として尊重
することが、判断する主体としての自己の尊厳を保つというスピリチュアルな
側面を支えることになる。死をめぐるストレスのプロセスは複雑であり、決し
てマニュアル通りの対応で対処できるようなものではないのである。

▶ § ― 6　まとめ

　死とストレスの間には複雑で多面的な関係がありうる。人間にとって死は絶
対に避けられない事実であるがゆえに、それをめぐる様々なストレスに対して
も多角的な視点からの対応が求められる。

【斎藤清二】

★Topic — 1　児童養護施設の子どもたち

　「ママはいつお迎えに来てくれるん？」消息不明の母親をもつ幼児が筆者に何度も尋ねた言葉だ。ある小学生は「パパ，めっちゃ怖いねん。グーでめっちゃ叩くし，遠くからキックしてきたときもあった。絶対に言わんといてな」と耳打ちをしてきた。高校を中退した子から「おまえらにうちのしんどさの何がわかる？普通に育って大学出て社会に出たようなヤツに！！」と罵声を浴びせられたこともある。

　児童養護施設の子どもたちと聞いてどんな子どもを想像するだろう。かつて孤児院と呼ばれたそこには現在，孤児の子はほとんどいない。多くの子は親をもち，しかしながら何らかの事情によって一緒に住み暮らすことが出来ず，家庭分離して集団生活を送っている。

　児童養護施設とは，児童福祉法第41条によれば「保護者のいない児童，虐待されている児童など，環境上養護を要する児童を入所させてこれを養護し，あわせて退所した者に対する相談その他の自立のための援助を行うことを目的とする施設」と定義されている。

　「環境上養護を要する」というのは，保護者との死別あるいは保護者による遺棄，ほか保護者の行方不明，長期入院や拘禁など，その事由は多岐に渡る。現在全国に約600箇所設置されており，入所対象年齢は1歳代から18歳まで，およそ3万数千人の児童が入所している。おおむね日課が決められており，その発達段階に応じた衣食住環境が提供され，保育士や児童指導員という生活を担当する職員が日常のケアを行う。近年少子化にも関わらず児童虐待の通告件数は右肩上がりで，2017年度に児童相談所が児童虐待相談として対応した件数は122,578件と報告された。これに関連して入所児童の約6割が被虐待ケースであることからも，心理面の専門的ケアの必要性は見直され，2011年度から心理療法を担当する職員の配置は義務化された（1999年度に旧厚生省によって被虐待児10名につき1名の心理療法担当職員の配置が指針として出されたのが配置のスタートだった）。虐待はその内容から身体的・心理的・性的・ネグレクトと4分類されており，数年前と比較して家庭内で面前DV（子どもの面前で保護者や養育者が暴力や暴言などの行為を示すこと）が増加していることに伴い，心理的虐待に認定されるケースが増えている。虐待が子どもにおよぼす心身のダメージは大変深刻であり，その後の人格形成に多大な影響を与える。児童養護施設ではそんな複雑な背景を抱える子どもたちの抱く，大人への強い不信感や愛着面での不全感，定着していない生活習慣

082 ┃ 第2部　生涯発達とストレス

といった様々な課題に対して適切なケアを行う。

　心理療法担当職員である筆者に「先生みたいな先生はほかの施設にもいるの？」と質問した子どもがいた。質問の理由を尋ねると「いる方がいいと思ったから。お話聞いてくれる先生と，ほかのひとに邪魔されないお部屋とか時間とかがあった方がいいと思う」「だって，おうちで全然お話聞いてもらえなかったし。今はいつでもまわりに誰かいてうるさいし」。笑顔で淡々と語るその言葉に，本来であれば愛し守ってくれるはずの保護者にじっくり話を聞いてほしかった想いと，施設と学校という24時間の集団生活に抱く葛藤をまざまざと感じさせられた。それと同時に，重い精神疾患を抱えた保護者によって，ほとんど放置に近いネグレクト環境で育てられたその子が，考えをしっかり言語化する力を備えていることに驚かされ，大変嬉しく思った。

　それぞれの事情によって入所した児童養護施設の子どもたちは今日も生活を営んでいる。大学等へ進学するケースもだいぶ増えてきており，自立して立派に働いている子も多い。出会う子それぞれ抱える課題はさまざまだが，どれだけこの世に絶望しているとしても，希望を創る可能性をもたない子どもは一人もいないと信じている。

【樋口亜瑞佐】

★Topic — 2　保育士のストレス

　皆さんにとって，保育士のストレスとはどんなイメージを持っているだろうか。おそらく，保育士は子どもを相手に休みがなく，体も心も使う大変な仕事で，ストレスが非常に高いというイメージを持っているかもしれない。けれども，保育士という仕事は，次世代を担う子どもの基礎を支えていること，女性の社会化を進めるに必要であることなど，非常に使命感や責任が任される，社会にとって大切な仕事であるため，悪いイメージを持つことは好ましいとは思っていない。

　しかしながら，やはり保育士という仕事は，ストレスの高い職場環境には違いなく，それは紛れもない真実である。

　最初期の保育士のストレス研究は，保育士の身体的疲労に注目するものであった。子どもを抱きかかえること，子どもの目線に合わすためや食事のサポートなど，立ったり座ったりするが多く，肩こりや腰痛に悩ませられる保育士が多かった。特に，公立の保育所では，高齢の保育士が腰を曲げて仕事をしている姿を見て痛々しいものを感じていた。その後，保育士の精神的なストレス研究が少しずつ行われながらも，これらの研究では，「子ども」をストレッサーに想定されていなかった。まさに保育士が聖職であった時代であり，保育士にとって，「子どもがストレスになる」と言うことそのものが許されなかった。

　社会の要請の中で，女性の社会進出に子どもの保育は欠かすことができず，保育所設置の拡大と，女性の社会進出は正比例の関係にある。その中で，保育士不足が叫ばれるようになり，保育士という仕事に社会が焦点を合わせることになった。しかし保育士の社会的地位は低く，同時に賃金も非常に低かった。そのため，どうしても業務の困難さと大きなギャップがあった。子どもは少しでも目を離すと事故になるし，最悪死亡する責任の重たい仕事にもかかわらず，給料も安いという矛盾を抱えていた。これらを改善するために，保育士の現状を明らかにしようとストレスが研究されだしたのは最近のことである。幼稚園教諭のストレスに，子どもをストレッサーとしたストレス評定尺度（西坂，2002）が登場すると，保育士に対しても子どもをストレッサーとした尺度（赤田，2010）が生み出された。こうして保育士のストレスの高さや任務の重さは一定社会に発信された。結果的に保育士の処遇改善のための政治的判断が行われたが，その効果は限定的なものに留まっている。また，このときに保育士は「聖職」ではなくなったのかもしれない。

保育士のストレスは，職場での人間関係，感情労働，バーンアウト，発達障がいなどの子どもへの対応，「モンスター」と呼ばれる保護者対応，事務作業の多さ，長い勤務時間，給料待遇の低さなどのストレスを抱えている。しかし，保育士を長年続けている人たちはなぜこのような環境を乗り越えていくことができるのだろうか。筆者が保育士と接していて感じている2つのことがある。1つは，子どもたちの可愛さが先生のストレスを吹き飛ばしている点である。どんなに大変なことがあっても，子どもたちが私を慕ってくれること，それが支えになっている。もう1つは，子ども成長を目の前で見られること。この喜びが，先生たちを支えているようである。

　この二つを感じることができる保育士という仕事を，社会全体が尊敬を持って，もっと大切にしていく必要を強く感じるのである。

【赤田太郎】

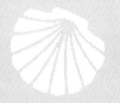

★Topic ── 3　LGBT　セクシュアルマイノリティ

「はきたくないパンツをはかされている気持ちが先生には分かりますか」。これは筆者が実際に出会った強い性違和感を訴えたクライエントの中学生（生物学的には男子，性自認は女子）に言われた言葉である。生物学的な性と，性に関する自己意識（性自認）が一致しないために起きるのが性同一性や性別違和の問題である。

　文部科学省は2015年に「性同一性障害に係る児童生徒に対するきめこまやかな対応の実施等」について明文化し，同年に東京都渋谷区は「結婚に相当する関係」として「同性婚」を婚姻に準ずるあり方として承認した。この数年でLGBT，いわゆる性的少数者/セクシュアルマイノリティという用語はだいぶ社会に知られ，性自認や性指向の多様性が受け入れられつつある。セクシュアルマイノリティ，いわゆる「LGBT」とは，レズビアン（Lesbian/女性同性愛者），ゲイ（Gay/男性同性愛者），バイセクシュアル（Bisexual/両性愛者），トランスジェンダー（Trans-gender/性同一性障害を含む，遺伝子学的性とは異なる性同一性），を表現する用語である（さらにLGBTQとジェンダークィア・ジェンダークェスチョニング-Gender-queer・Gender-questioning/性同一性に関して流動的あるいは未確定-を加えて表現することもある）。全人口の5％から8％が該当するといわれている。

　セクシュアルマイノリティがかつてと比較して認知されるようになってきたとはいえ，いまだに当事者が偏見や好奇の目にさらされたり学校や職場で差別的扱いを受けたりすることは少なくない（樋口, 2017）。セクシュアリティは生き方そのものに関わる問題であり，周囲がどうあるかによってセクシュアルマイノリティの人が感じるストレスの度合いも異なる。生き方そのものを奇異あるいは否定的・阻害的に見られることによる強烈なストレスと孤独感によって，自ら命を絶ってしまうケースも少なくない。何より彼らに不当なストレスをかけるような権利は誰も持ちえないはずである。もちろん，こうした性自認や性指向を誰もが一定理解することはまだ難しく，何より当事者の家族がどう受け入れるかという点がその後の当事者のメンタルヘルスを考える上で大きなポイントとなっている。

　特に学校などはセクシュアルマイノリティの子どもにとって，自分のセクシュアリティにほとんど疑問を抱かない大多数の子どもたちと生活をともにする場である。そこでは日々の着替えやトイレなど含め，情緒的に脅かされたり孤立感を感じたりする場面が非常に多い。「自分は他の子と違う」と不穏な想いを抱いている子どもが，ほんの少し

086 │ 第2部　生涯発達とストレス

でもその違和感を言語化できるよう，周囲の大人はニュートラルな物の観方や価値観を身に着けて接せられることが望ましい。

　ちなみにセクシュアルマイノリティのシンボルとしてレインボーフラッグや関連アイテムが多く見られるようになった。今では小中学校はもちろん，高等学校あるいは大学の保健室や相談室にレインボーステッカーを貼ってセクシュアルマイノリティ支援を表明する教職員も増えている。

　「何で？」ではなく「そういう指向もあるのか」といったん自分のステレオタイプを脇においていくことで，不当なストレスに誰かがさいなまれなくて済む，ということは広くメンタルヘルスを考える上でひとつのヒントになる。

【樋口亜瑞佐】

★Topic ― 4　不妊とストレス

　不妊は，ケア対象の喪失，対人関係での葛藤や困難，アイデンティティ形成や生殖性といった発達課題への負の影響など，種々の問題を生じさせ，個人・夫婦・家族にわたる心理的な危機として経験される。治療に通う女性たちは，経済的基盤を整え，治療に対する前向きな姿勢を維持し，妊娠できると望みを抱き，心理的な落ち込みや自己コントロール感の喪失を防ごうとする。しかし，治療を試みてもいつ成功するとも予測もつかないなかで，多大なストレスを受けながらも受胎への希望を先に引き延ばし，治療への関与を過剰に長期化させている面がある。

　不妊のストレスは，不妊治療によるものと不妊によるものとにいったんわけて考えるとわかりよい。前者は，生活が治療中心になること，職業生活もまた治療の進行に少なからず影響を受けること，検査や治療に伴う身体的・精神的負担，治療結果を知る恐怖感や繰り返される期待と落胆の連鎖，生殖機能や妊娠成立の偶発性にかかわる生殖補助医療技術の治療効果の不確かさ，治療を継続することの先の見通しにくさ，などによる。後者には，妊娠しない焦燥感，母性を発揮しえない喪失感，夫や舅や姑に対する責任の重圧，子どもをもつことができない劣等感や自己欠損感，子どもがいる人たちへの羨望，他者とのつながり感の断絶と孤立感，人生に対する悲観や失望，などがある。かかわって，不妊症患者の心理を理解する重要な概念のひとつにコントロール感があり，不妊の体験はこの感覚をすべて失わせる性質をもつ（平山，2001）。

　治療をしている女性は，さまざまな喪失を体験するが，不妊の喪失は「あいまいな喪失」とも理解される。あいまいな喪失とは，愛する人の生死が不確かな場合に起こる反応で，身体的には不在であるものの心理的には存在する場合と，身体的に存在するにもかかわらず心理的に不在である場合の2タイプがある（ボス，2005）。不妊のあいまいな喪失は前者にあてはまると考えられる。こうしたあいまいな喪失は，人為的に受胎をコントロールする治療に臨み続けるがゆえに，ひときわ直面する感情であるともいえる。自然妊娠では気づかないままに流れてしまう命の萌芽も，治療においては受胎の失敗として向き合うことになるのである。こうした喪失への対処もまた，サポートを考えるうえで重要となる（安田，2012）。

　夫婦関係という切り口もまた肝要である。子どもを望む強さ，子ども観や家族観，治療への積極性，不妊に特有な種々の喪失の感じ方や対処法，不妊であるという意識や治療の継続にまつわりパートナーに抱く感情や考えなど，夫婦間で多様にとらえられる差

異が，コミュニケーションの不全とともに浮き彫りになることがある。そして，こうし
たことが，互いのストレスの有り様に大きな影響を及ぼしうる。もっとも，夫婦のコミ
ュニケーションの質は時期やさまざまなきっかけにより変化してもいる。むやみにわか
ち合おうとすればかえってストレスとなり，治療が長期化すればなお夫婦関係に亀裂が
生じる可能性もある。ずれの解消に固執することなく，時間経過のなかで，互いに明確
になるさまざまなずれをむしろ尊重し合い，そのうえでいかにずれに対処し意味づけて
いけるか，という視点もまた有用であるだろう（安田, 2016）。

【安田裕子】

★Topic — 5　異文化とストレス

　グローバリゼーションの進展につれて，日本への移住者のみならず，ビジネスマンや労働者，日本の文化や語学などを学ぶことを目的とした留学生，来日し生活する外国人は大幅に増えている。法務省の2016年に行った調査によると，2008年のリーマンショックや2011年の東日本大震災の影響により，在留外国人数は2012年には約203万人まで落ち込んだが，近年再び増加に転じ2016年には過去最高の約230万人まで達していることが分かった。これには留学生の著しい増加が寄与している。2008年に文部科学省により策定された「留学生30万人計画」，および少子化，高齢化時代の日本の大学は国際化をすすめていることから，現在も多くの留学生が日本へ渡航してきている。独立行政法人日本学生支援機構によれば2011年では163,657人であった外国人留学生数が2016年には239,287人となっている。

　しかし，その留学生たちが皆，自らの留学における目的を達成し輝かしい成功を収められているわけではない。カルチャーショック，ホームシック，経済的問題など留学生のぶつかる課題は多く，また進学や就職などの大きな環境の変化も伴うことから挫折と孤独に満ちた失敗の体験となるケースもある。

　カルチャーショックとは異文化に出会う際に体験する衝撃である。すなわち，社会的な関わりについての慣れ親しんだサインや意味を失うこと，今まで通用していたやり方や考え方など通用しなくなり，どうしたらいいか途方に暮れるような心的状態である。気候，風土，食べ物，交通手段，住まいから始まり，言語，コミュニケーションスタイル，対人関係の持ち方，問題解決方法，価値観など，文化の違いへの対応していく異文化適応を迫られる。日本において特に重んじられている，空気を読むことや，相手の気持ちを察するなどのコミュニケーションの取り方への適応を要求される際のショックは大きいと考えられる。一方，コンビニでお弁当を買った際に，温めてくれたり，お手拭きとお箸を一緒に渡されるときの感激など，嬉しいショックもある。

　近年の日本への留学生は，日本のアニメや漫画，映画，ビデオゲームなどの海外への進出の影響を受けている。いま留学生たちの多くは小さい時から日本のポップ・カルチャーを親しみ育ってきている。手塚（2013）は，彼らを支援するときには，青年期の発達課題である自我アイデンティティの確立をサポートすると同時に，文化的アイデンティティも配慮しなくてはならないと指摘する。文化的アイデンティティとはどの文化に帰属感をもち愛着を感じるかということである。彼らが幼少期から日本文化に親しみ

育ってきたのであれば，生まれ育った土地の文化と彼らの身近にあった日本文化とをうまく融合させながら，自分らしい文化的アイデンティティと自我アイデンティティの二種のアイデンティティの絡み合いに着目することとても重要となってくる。

　日本のことわざに「可愛い子には旅をさせよ」とあるように，留学生は様々なカルチャーショックを体験するが，それを乗り越えたあと逞しく成長できるに違いない。

　最後に，ここでは留学生のメンタルヘルスと支援に焦点を当てたが，海外に進出している日系企業の海外赴任者および海外赴任者の家族の増加も無視できない海外赴任するビジネスマンやその家族のメンタルヘルスの現状を明らかにすること，そして彼らの支援も重要な課題になっていることを付記しておきたい。

【吉　沅洪】

第**3**部

不適応状態と心の病

14章―不登校・いじめ／15章―自殺・自傷・社会的引きこもり
16章―犯罪と非行／17章―被害者
18章―さまざまな精神疾患【1】／19章―さまざまな精神疾患【2】
20章―子どもの精神疾患

14章——不登校・いじめ

▶ §―1 不登校

▶▶**不登校の現状**

　不登校が社会問題として取り上げられてから，長い年月が経過した。不登校という言葉はそもそも1998年より一般的に使用されるようになったという。それまでは学校恐怖症や登校拒否など，原因はあたかもその児童や生徒にあると言うようなニュアンスの言葉が使用されていた。その後，不登校という言葉に変わり，それまでのようなニュアンスが軽減され，学校や社会へようやく原因の焦点が向けられることになった。しかし，1998（平成10）年を境に，小・中学校の不登校問題は年々深刻化している。2013（平成25）年度に学校を長期欠席（30日以上）した児童・生徒のうち，不登校が理由であるものは約12万人という高い数値であり，中学生では35人に1人が不登校，12万人のうち半数以上は90日以上の長期欠席をしているという調査結果となった（文部科学省「平成26年度，学校基本調査」）。

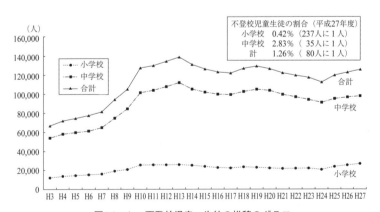

図14・1　不登校児童・生徒の推移のグラフ
出所：児童生徒の問題行動等生徒指導上の諸問題に関する調査（2016）

▶▶不登校の原因

　不登校になる原因は様々であり，はっきりと原因がわかるものもあるが，不登校児童・生徒に「なぜ不登校になったのか」と問うても，理由がわからないまま苦しんでいるケースも存在している。

　例えば，山口（2017）は不登校の原因について「この問題の根底には，人間関係に煩わされることなくインターネットか等から簡単に答えを得ることができるという「関係性喪失」の時代ともいえる現代の世相がある」と述べている。確かに，学業以外の要因として，人間関係のこじれ，会いたくない人と毎日会わなければならない現状，それを逃れるため不登校へ繋がっていくことも多いといわれている。山口（2017）は，「実際，登校してもすぐに教室に入れず，まずは保健室へ顔を出す子供，さらには自分と気が合う教員と話すことで気持ちを和らげて〜教室に入る子供が少なからず存在している。ここに人間関係を築くこと，特にお互いが助け合うような繋がりを持つことが難しくなっている現在の状況が見て取れる」と言う。さらに，家庭の問題などで疲弊し，人と繋がることが面倒くさくなっている児童・生徒が後をたたないとも山口は述べている。

▶▶不登校児童・生徒への支援

　不登校児童・生徒に関して，国をあげて様々な取り組みが行われている（Topic-10，Topic-11で取り上げられている。詳しくはそちらを参照されたい）。彼らによりよい居場所を提供できることは大切なことである。以下，居場所の一例としてフリースクールについて述べる。

【1】フリースクールの定義　　文部科学省の「小・中学校に通っていない義務教育段階の子供が通う民間の団体・施設に関する調査」（2016年）によれば，不登校の子どもたちを受け入れるフリースクールは全国450以上あるという。フリースクールは法や制度などによって定められた学校でないため，その定義はさまざまであるが，文部科学省の定義によれば，フリースクールとは，不登校の子供を受け入れることを主な目的とする団体や施設を指す。つまりフリースクールは社会において「不登校の子どもたちの居場所」という役割を果たしているといえよう。フリースクールは，それぞれの施設の運営は個人や民間の企業，NPO法人によって担われており，様々な規模や形態が存在する。

【2】フリースクールの特徴　　フリースクールの特徴としては，入学資格を

14章　不登校・いじめ ｜ 095

設けていないこと，異なる年齢や年代の子どもが集まっていること，決まったプログラムやカリキュラムを持っていないこと等が挙げられる。フリースクールは学校教育法上の公的な学校とは認められていないため，義務教育課程の子どもであれば，もともと通っていた小中学校に籍をおいたままフリースクールに通うことが通常である。授業内容は学校教科の学習ばかりではなく，他者との交流を行いながら自分の好きなことを自由に学ぶことができる場所であることが多い。自由や個性を重んじながら，施設のスタッフやほかの子どもと接することができる。

【3】フリースクールの課題と今後　　フリースクールの課題として，一つ目は今後，不登校の児童・生徒が増加していけば，受入れに対応できない状態になってしまうということ，さらに二つ目として，フリースクールの経済力にも不安要素が多く，スタッフはボランティアに支えられている現状である。フリースクールは学校や家庭以外の居場所として大変重要な存在である。不登校の子どもたちにとって社会との接点をもつ場所であり，ソーシャルスキルトレーニングの場ともなっている。文部科学省の指針により自治体がフリースクールと連携し，運営費の負担やスタッフの充実をはかり，今後はより細かい対応ができるように整備をすすめていくという。フリースクールに対する更なる援助や支援が望まれる。

▶ § ― 2　いじめ

▶▶いじめの変遷と現状

　小・中・高等学校及び特別支援学校におけるいじめの認知件数は年々増え続け20万件を超え，いじめ問題が絶えず深刻化している。いじめが社会問題として意識され始めたのは1980年代後半からだという。それまではいじめを是認する世論があった。そして1986年に都内で起きた中学生自殺事件が社会に対して多大な影響を及ぼし，いじめがようやく "問題として" 社会に認識されていった。

　1994年（平成6年）11月に愛知県で起きたいじめ事件は大きな社会問題となった。当時中学校2年のA君（13歳）が自宅裏庭のカキの木にロープをかけ首吊り自殺はかった。彼の死後，遺書が見つかり，その悲惨ないじめの事実が社

表14・2　いじめの認知学校数・認知件数

区分		学校総数：A (校)	認知した 学校数：B (校)	比率： B/A×100 (%)	認知件数：C (件)	1校当たりの 認知件数： C/A (件)	認知していな い学校数：D (校)	比率：D/A× 100 (%)
小 学 校	国立	72	56	77.8	2,399	33.3	16	22.2
	公立	20,033	14,174	70.8	234,333	11.7	5,612	28.0
	私立	230	103	44.8	1,189	5.2	123	53.5
	計	20,335	14,333	70.5	237,921	11.7	5,751	28.3
中 学 校	国立	77	67	87.0	783	10.2	10	13.0
	公立	9,608	7,557	78.7	68,291	7.1	1,973	20.5
	私立	793	390	49.2	2,235	2.8	370	46.7
	計	10,478	8,014	76.5	71,309	6.8	2,353	22.5
高等学校	国立	19	12	63.2	141	7.4	7	36.8
	公立	4,151	2,349	56.6	10,017	2.4	1,800	43.4
	私立	1,528	642	42.0	2,716	1.8	862	56.4
	計	5,698	3,003	52.7	12,874	2.3	2,669	46.8
特別支援 学校	国立	45	13	28.9	87	1.9	32	71.1
	公立	1,065	333	31.3	1,614	1.5	729	68.5
	私立	13	3	23.1	3	0.2	10	76.9
	計	1,123	349	31.1	1,704	1.5	771	68.7
計	国立	213	148	69.5	3,410	16.0	65	30.5
	公立	34,857	24,413	70.0	314,255	9.0	10,114	29.0
	私立	2,564	1,138	44.4	6,143	2.4	1,365	53.2
	計	37,634	25,699	68.3	323,808	8.6	11,544	30.7

（注1）　いじめの定義　本調査において，個々の行為が「いじめ」に当たるか否かの判断は，表面的・形式的に行うことなく，いじめられた児童生徒の立場に立って行うものとする。「いじめ」とは，「児童生徒に対して，当該児童生徒が在籍する学校に在籍している等当該児童生徒と一定の人的関係のある他の児童生徒が行う心理的又 は物理的な影響を与える行為（インターネットを通じて行われるものを含む。）であって，当該行為の対象となった児童生徒が心身の苦痛を感じているもの。」とする。なお，起こった場所は学校の内外を問わない。
（注2）　調査対象は国公私立小・中・高等学校及び特別支援学校。小学校には義務教育学校前期課程，中学校には義務教育学校後期課程及び中等教育学校前期 課程，高等学校には中等教育学校後期課程を含む。高等学校の全定併置校や通信制併設校等は，全日制，定時制，通信制それぞれの数値を合計したもの。
（注3）　学校総数は，高等学校の全定併置校は全日制，定時制をそれぞれ1校（計2校）として計上し，学校基本調査の数値と一致しない。
（注4）　休業等の学校があるため，認知した学校数と認知していない学校数の合計は，学校総数と一致しない。
出所：文部科学省（2016）。

会に衝撃を与えた。当時の文部省はこのいじめ事件をきっかけにスクールカウンセラー（SC）の導入を決めた。しかし，残念ながらこの事件以降も，いじめが原因とされる児童・生徒の自殺が後をたたない。2011年学校側がいじめはなかったとして隠蔽や責任逃れをしたことが原因で起こった「大津市中2いじめ自殺事件」が2012年になって発覚し，この事件もマスコミで大きく取り上げられた。この事件が契機となり，2013年（平成25年）9月に「いじめ防止対策推進法」が施行され，それに基づき，各学校でいじめ防止のための組織づくりが行われ

始めた。いじめに関する文部科学省の定義も1985年度と比べるとより広範囲をカバーする内容に変化している。このように重大事件や時代の流れを汲み取った定義の変遷，そして「いじめ防止対策推進法」をはじめ，様々な機関で様々な取組みをしているにもかかわらず，いまだいじめはなくならない。

▶▶いじめに対する対応

　いじめ認知件数を把握することも大切だが，それに加え学校側がどのようにいじめに対応してきたかの具体的な内容，そしていじめの予防対策案の検討に力を入れていく必要性を感じる。いじめが起こってからの対応ばかりでなく，いじめを事前に防ぐための活動に取り組むなど，学校の状況に応じて臨機応変な活動を展開していくことが求められるのではないか。

　このような活動の中の，一つの例としてピア・サポートが挙げられる。わが国では十分普及しているとは言えない現状であるが，今後の普及が望まれる。以下では，いじめをださない仲間（ピア）集団を構築するという観点からのアプローチ，即ちいじめの予防対策の一例としてのピア・サポートについて述べる。

【1】ピア・サポート　　「ピア」は仲間や同胞を意味する。同じ大学に所属する学生同士，職場の同僚もピアである。「サポート」とは支援するという意味であり，「レスキュー」（救援）とは違う。臨床心理士や精神科医などの専門家によるサポートとは違い，「仲間」として身近なピアをよりよくサポートする「仲間の力」に基づいたものである。「誰もが成長する力を持っている」「誰もが，自分で課題を解決する力を持っている」「人は人を支援する中で成長する」という考え方に基本になっている。つまり，児童・生徒同士の相談相手（ピア・カウンセラー）や相談相手まではいかなくても支えたり，励ましたりする仲間（ピア・サポーター，ピア・ヘルパー，ピア・チューターなど）を児童・生徒の中で作る取り組みであるという。

【2】ピア・サポーター（ピア・ヘルパー，ピア・チューター）　　いわゆるピア・サポーターは優秀な人材がサポートをするものではない。いつも決まった者がサポートをするものではない。誰もが他者をサポートできる存在であり，サポートを受ける存在であるという考え方がベースとなる。ピア・サポーターが身近な仲間であるという利点としては，教師や大人が及ぶことのできないところまで，その力が届くという点である。教師，または親が入り込むことのできな

いところにも，仲間だからこそできる援助があり，問題を解決していくことができる。ピア・サポーター達は，ピア・サポーターになるために受ける訓練プログラムを受け，実際にピア・サポーターとして活動することを通して，コミュニケーションスキルを向上させ，自尊心や自己認識を高めることができるのである。

【3】ピア・サポートトレーニングと活動　　学校教育の現場でのピア・サポート活動は学校風土によって違いがあるが一般的には大きく3つに分けられる。一つ目が児童・生徒の友達作りに関わる活動，2つ目が心の悩みに関わる活動，そして3つ目は学校現場で起こる課題解決へ向けた活動である。ピア・サポートトレーニングは上記のそれぞれの活動に添って，必要なトレーニングを受け，またスクールカウンセラー等の専門家にスーパーヴィジョンを受けることができる。

　このトレーニングと活動によって対象者はピア・サポーターの力を借りて，配慮に満ちた支援を受けることができる。また，一方ではピア・サポーター個人もトレーニングや活動を通して成長が促されるのである。そしてピア・サポート活動が盛んになれば，学校現場に肯定的・積極的な影響をもたらす。さらに，ピア・サポーターが専門家であるスクールカウンセラーにスーパーヴィジョンを受けることによって，個人の活動の振り返りができるとともに，困難を抱えた児童・生徒と専門的カウンセリング・サービスとの間をつなぐ役目を果たすのである。

【増田梨花】

15章——自殺・自傷・社会的引きこもり

▶ § — 1　自殺（自死）について

▶▶総説

　ストレス反応の観点から，もっとも望ましくないものとして，自らを殺める「自殺」がある。さらに自らを傷付ける「自傷」，そして自らを社会から隔たらせる「社会的引きこもり」があげられる。なぜこうした事態が起きるのか，専門家によってさまざまな見解があるが，いずれの場合にあっても当事者は何らかの問題をそれぞれ抱え，そういった手段でしかしんどさを表現しえないという状態であることは事実である。

　まずは自殺・自傷・社会的引きこもりについて，具体的にどういった内容なのか，現代の様相について，その概要や理解と対応を含めて説明する。

　厚生労働省の調べによると2010年から2017年にかけて，それまで年間3万人以上で推移していた自殺者の累計数は2万数千人程度へと減少傾向にある。2016年の内閣府の報告によれば，自殺者総数は24,025人で前年度と比較して1,402人減（5.5%減）であり，うち16,681人が男性で全体の69.4%を占めた。世代別の人数割合でみると40代から50代にかけて多く，職業別だと無職が14,322人と，全体の59.6%を占める。また10代から30代という若い世代における死因のトップは「自殺」である。自殺の原因および動機が明らかなものとされるうち最も多いのが「健康問題」であり，次いで「経済・生活問題」，さらに横並びで「家庭問題」「勤務問題」が挙げられる。自殺の手段も「縊首（首つり）」「飛び降り」「ガス」「薬物」「溺死」「飛び込み」のいずれかに分類される（「その他」として凍死などもある）。遺書を残してというケースもあれば，何の前触れもなく亡くなってしまうケースもある。ほかにも亡くなるまでの自身の想いを日記のほか，最近だとSNSなどにしたためるケースもある。そこで時代背景はそれぞれ異なるが，苦悩の末に死を選び，自身のつらさを綴った言葉を残した，若く才能ある2人の女性について紹介したい。それは『二十歳の原点』の作者で

ある高野悦子さん（1969年死去，享年20歳），そして某大手広告代理店の新入社員だったAさん（2015年死去，享年24歳）である。以下に紹介するのは，高野さんが生前残した詩と，Aさんが生前アップしたツイッターの抜粋である。

　高野さんは20歳という節目を生きる中で，学校生活やアルバイト，恋愛はもちろん様々な青年期葛藤を抱えていた。彼女にとって20歳という年齢の重責は相当なものだった。

　　テントとシュラフの入ったザックをしょい　　　ポケットには一箱の煙草と笛をもち
　旅に出よう　出発の日は雨がよい　　　霧のようにやわらかい春の雨の日がよい
　　萌え出でた若芽がしっかりとぬれながら　　　そして富士の山にあるという　　　原始林の中にゆこう
　ゆっくりとあせることなく大きな杉の古木にきたら　　　一層暗いその根本に腰をおろして休もう
　そして独占の機械工場で作られた一箱の煙草を取り出して暗い古樹の下で一本の煙草を喫おう
　近代社会の臭いのする　　　その煙を古木よ　　　おまえは何と感じるか
　原始林の中にあるという湖をさがそう　　　そしてその岸辺にたたずんで　　　一本の煙草を喫おう
　煙をすべて吐き出して　　　ザックのかたわらで静かに休もう
　原始林を暗やみが包みこむ頃になったら　　　湖に小舟をうかべよう
　衣服を脱ぎすて　　　すべらかな肌をやみにつつみ　　　左手に笛をもって
　湖の水面を暗闇の中に漂いながら　　　笛をふこう
　小舟の幽かなるうつろいのさざめきの中　　　中天より涼風を肌に流させながら静かに眠ろう
　そしてただ笛を深い湖底に沈ませよう
　高野悦子（当時立命館大学3回生）　亡くなる2日前に書いた詩「旅に出よう」より）

　　　　　　　　　　　　　　　　　　　　　　　　（高野悦子（2009）所収）

　そして，某大手広告代理店の新入社員だったAさんは2015年の12月25日に社員寮から飛び降りて亡くなり過労死と認定された。月100時間を優に超える残業に加え，連続する休日出勤による慢性的な睡眠不足から思考力や判断能力の鈍る中，ハラスメント被害にも遭っていたことが後に発覚する。抑うつは常態化し，最後は死を選ぶしかない状況へ追い込まれてしまった。

15章　自殺・自傷・社会的引きこもり｜101

「生きるために働いているのか，働くために生きているのか，分からなくなってか
らが人生。

（11月3日）」

「就活している学生に伝えたいこととは，仕事は楽しい遊びやバイトとちがって一
生続く「労働」であり，合わなかった場合は毎日精神や体力が磨耗していく可能性
があるということ。

（11月15日）」

「死にたいと思いながらこんなにストレスフルな毎日を乗り越えた先に何が残るん
だろうか。

（12月16日）」

「目も死ぬし心も死ぬし，なんらな死んだほうがよっぽど幸福なんじゃないかとさ
え思って，今日は，死ぬ前に送る遺書メールのCCに誰を入れるのがベストな布陣
を考えていた。

（12月17日）」

Ａさん（享年24歳）が残したSNSより（原文のまま）

　いずれにも共通するのが「休みたい」という切実な想いである。おそらく彼
女たちは精神的にも肉体的にも休めない期間をしばらく過ごす中で絶望を覚え
た。「休みたい，ただゆっくり休みたい」という願いはいつしか「生きること
から逃れたい」「生きていては休めない」「死ねば誰にも邪魔されずに休める」
という限局的な考えへ発展した。

　自殺の理由はさまざまで一概はいえないが，死にたいがゆえに死ぬ場合もあ
れば，死にたくないが死なずにはいられなかったという場合もあるだろう。本
来大切なのは生きるか死ぬかの二択ではなく「どう生きるのか」「なぜ死にた
いのか」を見つめ直すことにある。

▶ § ― 2　自傷について

　自傷と聞くと多くの人はどういったものを思い浮かべるだろうか。アニメや
小説でリストカットや過量服薬あたりが自傷行為の描写に用いられることも今
は珍しくなくなった。

　自傷行為とは言いがたいが，おしゃれと称して耳だけではなく，顔や身体に
たくさんピアスの穴を開けたり，ポイント的あるいは大々的にタトゥー（刺青）
を入れたりする人ももはや珍しくない。耳に明らかに規格外の大きさのピアス

102 ｜ 第3部　不適応状態と心の病

をつけて穴を拡張したり，舌や性器にピアスをつけたりするような場合，おそらく当人はそれを自傷とは言わない。

　自身を傷つける点では同義だが，自殺企図と自傷行為の違いについて松本（2017）は，自殺企図とは，死のうと思ってから，致死的な手段・方法を用い，「これだけのことをすれば，きっと死ねるだろう」という予測のもとに，自らの身体を傷つける行動と定義し，自傷行為について，「この程度なら大丈夫だろう」という予測にもとづいて，自らの身体を傷つける行為と指摘する。自傷の理由にはさまざまなものが挙げられるが，ある10代の少年少女を対象にした自傷行為（主にリストカット）の調査（松本2017）では，「イライラをおさめるため」「つらい気分をすっきりさせたくて」という回答が全体の6割であることが分かった。ほかにも「他者（家族や友人，交際相手）に自分のつらさを分かって欲しい」，あるいは「死にたくて」といった理由が続く（Matsumoto et al.2004）。

　筆者の関わった，何らかのトラウマを抱えていたり被虐待歴をもっていたりして自傷行為を反復するクライエントらも，「イライラしたら切る，それで気持ちが落ち着くから」「もうそれが習慣になってて他が思いつかない」と答えていた。中には「生きてることを実感するため。死なないために切ってる」と，どこか矛盾しているようにも思えるが，「死に至らないギリギリのところで生きるため，この世に踏みとどまるため」に切っているケースも実際にある。

　ここで注意したいのは，自傷は人の関心を得ようとして行う意図的な試みであるという誤ったとらえ方である。ホランダー（2011）によれば自傷行為を行う大きな理由は「①圧倒されるような感情による，極めて苦痛な恐ろしい体験をコントロールしようとするため，②感覚が麻痺し，虚しいという恐ろしい感じから逃れるため，の2つ」である。

　自傷行為そのものを「やめなさい」「身体を大切にしなさい」と諫めること以上に，どういったときにしたくなり，することで何を感じているのかを聴いていくことが周囲の人間にできる最善のサポートである。頭ごなしに行為を否定するのではなく，「その行為を衝き動かす何らか」に寄り添い，自傷ではないかたちで表現するやり方を探る方へつなぐことが必要である。忘れてはならないのが，自傷の最悪の結末は死だということである。どれだけ軽微であっても自傷したくなるこころが働いたとき，それがなぜかを立ち止まって考えていくことが命を守ることにつながる。

15章　自殺・自傷・社会的引きこもり　103

▶ §—3 社会的引きこもりについて

　内閣府が引きこもり支援について作成したホームページ上で斎藤（2011）は引きこもりを，「不登校や就労の失敗をきっかけに，何年もの間自宅に閉じこもり続ける青少年の状態像を指す言葉である」と述べる。あくまで明確な診断名ではなく状態像を指すのが引きこもりの特徴で，諸説あるがいずれも①6か月以上社会参加していない，②非精神病性の現象である，③外出していても対人関係がない場合はひきこもりと考える，という点で共通している。①で指摘する「社会参加」についてだが，斎藤（2001）は，社会的引きこもりのケースすべてが自室に閉じこもりきりというイメージは誤りである点を強調する。③に関連するが，その多くは近所への買い物は可能で，ときには映画鑑賞やライブ参加をすることもある。つまり外出範囲の遠近や頻度ではなく，「社会参加」とは「対人距離がどの程度あるか」が問題とされる。そして②は該当するケースの中に社交不安障害や適応障害を伴っている場合があるため，慎重な除外診断，しかるべき治療的援助を提供することが望まれる。

▶▶発達障害との関連について

　発達障害に起因するコミュニケーションスキルの問題から，他者とうまくやり取りができずに結果として社会的ひきこもりになっているケースも少なくない。発達障害を抱えていることを当事者もその家族も認識しておらず，引きこもっているという事象だけをどうにかしようとしてもそれは根本的な解決にはならない。できるだけ引きこもりに至ったプロセスについて客観的な事実を踏まえ，ときには精神科や心療内科へ受診をするなどして医師の見立てをうかがうことも適切な支援のためには必要である。中にはうつ症状を伴う気分障害のほか睡眠障害，統合失調症といった重篤な精神障害を患っている場合もある。社会的引きこもりは唐突に始まるケースもあるが徐々にその状態へ至るケースがほとんどである。気持ちの少しの変化について，自身も周囲もしっかりキャッチできるようにしておくことが大切だろう。

▶▶ゲートキーパーについて

　理由なき自殺・自傷・社会的引きこもりは存在しない。メンタルヘルスを考える上で，こうした行為に突き動かされるまえに「どう生きるのか」「どう生

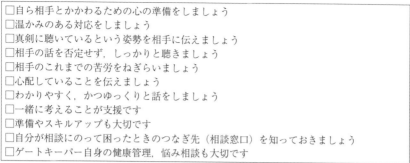

出所：ゲートキーパーの心得（内閣府HP，2012バージョンより抜粋）

きて来たか」について，一人で抱え込むのではなく，自分にとってキーとなる人を見つけ，立ち止まって考えてみる必要がある。

　これに関連して厚生労働省は，自殺の危険を示すサインに気づき，適切な対応（悩んでいる人に気づき，声をかけ，話を聞いて，必要な支援につなげ，見守る）を図ることができる人のことを「ゲートキーパー」と定義している。誰でもだれかのゲートキーパーになれる要素をもっているはずである（表15・1参照）。

　言い換えれば誰にでもゲートキーパーとなってくれる人は必ずいるはずである。

　自殺・自傷・引きこもりといった行為の外形に目を奪われてしまうのではなく，少しだけ立ち止まってその行為の奥にあることが何なのか，改めて考えてみることが大切である。

【樋口亜瑞佐】

16章——犯罪と非行

▶§—1 「犯罪」,「非行」とは

▶▶犯罪と非行の違い

　私たちは「犯罪」と「非行」の相違についてほとんど理解していないように思われる。それが「非行少年」と「犯罪少年」との違いの無理解につながり,ひいては「成人の犯罪」と混同して刑罰の論議に終始しているのが現状である。

　「犯罪」とは,法によって刑罰が規定された違法行為であり,広義には国家に対する法益の侵害である。成人の場合,責任能力がなければ心神喪失とされ,刑罰を科すことはできない。責任能力が大幅に損なわれていたならば心神耗弱とされ,刑罰は減軽される。

　「非行」とは,20歳未満の少年(女子も少年という)がなした,犯罪行為,触法行為,ぐ犯行為をいう(後述の「非行少年」を参照)。少年には少年法が適用され,少年法1条*に明示されているように,少年には刑罰を科すのではなく健全育成を目的にしている。このことが成人の犯罪者との大きな違いである。

> ＊少年法1条　この法律は,少年の健全な育成を期し,非行のある少年に対して性格の矯正及び環境の調整に関する保護処分を行うとともに,少年の刑事事件について特別の措置を講ずることを目的とする

　このように,少年の犯罪,触法,ぐ犯を「非行」という概念で包括することは,成人の犯罪者に対する刑罰と非行少年に対する保護・健全育成との違いを明確にするために重要なことである。

▶▶刑事司法と少年司法

　成人の犯罪と少年の非行との違いは,刑事司法と少年司法の一連の司法過程に反映される。表16・1は,刑事司法と少年司法を対比させ,犯罪/非行の意味,裁判/審判の目的,当事者性,犯罪/非行の捉え方等についてまとめたものである。

【1】　刑事司法　　刑事司法は,犯罪者の逮捕,警察・検察による捜査を経て,検察官が起訴した事件について裁判所が受理して刑事裁判を行う。地方裁判所な

106 │ 第3部　不適応状態と心の病

表16・1　刑事司法と少年司法

	刑事司法	少年司法
犯罪/非行	国家に対する法益の侵害	少年の更生につなぐ契機
裁判/審判の目的	罪の立証とその罪に対する刑罰	少年の健全育成
当事者性	国家←→加害者	国家⇒少年（その保護者）
犯罪/非行の捉え方	法	法と臨床の両面
実践の場	地方裁判所，刑務所など	家庭裁判所，少年院など

出所：廣井（2005）を一部修正。

どにおける刑事裁判の手続は，国家の刑事罰権（検察側）と加害者の人権（弁護側）という対立的な関係図式で成り立ち，裁判官等（裁判員裁判の事件は裁判官と裁判員）が法的基準に従って罪の認定と量刑を決定する。犯罪が立証されれば，その罪に対する応報として国家が加害者に対して刑務所などで刑罰を科す（刑の執行猶予，保護観察付執行猶予などもある）。仮釈放後は保護観察による社会内処遇に付される。

【2】　少年司法　　それに対して少年司法では，14歳以上20歳未満の少年の事件を警察・検察で捜査したうえで全て家庭裁判所へ送致する（全件送致主義という）。軽微な事件であっても全事件を送致するのは，既述のように少年司法の目的は非行少年の健全育成であり，非行性が深まらないうちに保護するためだからである。そのために少年司法の要である家庭裁判所は国親的立場（パレンス・パトリエ）から，家庭裁判所調査官の調査や処遇的関与を行いながら，非行少年を法と臨床の両面から捉えて適切な処遇を決定し，保護観察や少年院などで少年の更生に向けて処遇を行う。

　14歳未満の触法少年は，少年司法による関与よりも福祉的なケアが必要であるとして，児童相談所に要保護児童として通告し（児童福祉機関先議主義という），福祉のルートで更生のための援助をする。なお，14歳未満の児童が重大事件を起こした場合などで，児童相談所が家庭裁判所の決定を求めることが適当であると判断したときには，家庭裁判所に送致する。

▶▶非行少年

　少年法3条からすれば，非行少年とは次のように定義できる。

非行少年
- ・犯罪少年：14歳以上，20歳未満で犯罪行為をした少年
- ・触法少年：14歳未満で刑罰法令に触れる行為をした少年
- ・ぐ犯少年：20歳未満で将来，罪を犯し，または刑罰法令に触れる行為をするおそれがある少年

16章　犯罪と非行 | 107

犯罪少年を14歳以上，触法少年を14歳未満と区別しているのは，刑法では刑事責任が発生する年齢を14歳以上としているからである。刑事責任年齢に達していない14歳未満の少年が刑罰法令に触れる行為をした場合，触法少年という。

たとえば，2004年に起きた小学6年生による同級生刺殺事件の加害女児に殺人罪は問えない。11歳の加害女児には刑事責任能力がないからである。なぜ，刑事責任年齢を14歳以上にしているかについては諸学説があるが，発達心理学の観点によれば，人格が統合されて行為の責任を問える年齢を14歳以上としている。

なお，ぐ犯少年とは，犯罪や触法行為を未だしていないけれども，将来，そのおそれがある少年を指す。ぐ犯少年を非行少年に取り込んでいる理由は，たとえば家出を繰り返して，暴力団員など犯罪性のある人と交際している少年や風俗で働いている女子などを保護するために適用されることがあるからである。

▶ §—2 非行行動と非行臨床の4類型

▶▶非行行動の特徴

非行行動に通底する特徴は以下の通りである。

① 激しい行動化： 非行少年は内に抱える，不安，葛藤，攻撃性，などを防衛するために非行という問題行動を起こす。非行少年の行動化に対しては，法に基づく，警告，禁止，逮捕などの強制的措置の執行で対処することができるが，その後の臨床的ケアを適切に行う必要がある。

② 集団性と形態： 少年非行は集団性，共同性を帯びやすい。最近の非行集団の形態は，一人ひとりの位置と役割が明確ではなく，自他未分化に絡み合った集団のため，個々の少年に対する更生のための働きかけが困難になる。その対処のためには，法的措置で仲間との関係を遮断することが必要になるが，引き離された後の少年の孤独，寂しさ等に寄り添う臨床的関わりが求められる。

③ 改善意欲の乏しさ： 非行少年は息苦しさや生き難さを潜ませているが，それを自覚して援助を求めようとはせず，逆に過激な反抗や問題行動を繰

り返すという態度を示しやすい。そのため少年と接触がとれず援助関係の形成が困難になる。そうした少年に法は出頭を強制したり更生のプログラムの実行を命令したりすることができる。そのような強制的な関わりを起点にして、いかに少年の更生のための援助関係につなげることができるかということが課題になる。

以上、①、②、③の対応で述べた非行臨床に伴う、警告、禁止、強制、命令という法的作用は、通常の臨床的援助関係においては忌避される対応であるが、法と臨床との適切な協働によって実現する「司法臨床」によるアプローチの要点になるものである。

▶▶非行臨床の4類型

さらに、非行を「法の軸」と「臨床の軸」によって類型化することによって、それぞれの類型に応じた非行臨床を展開できる。

法の軸とは、加害行為に対して法で定めた罪の大小を基準にする。法は、他者に対する回復不可能な加害行為を最も重大に、自分を傷つける行為や回復可

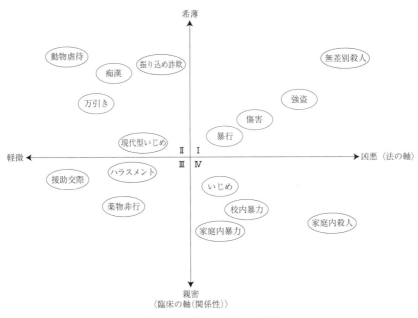

図16・1　非行・犯罪の4類型

能な行為を比較的軽微に評価する。それに対して臨床の軸とは，一人ひとり異なる少年を理解するための基準である。たとえば，臨床の軸を加害者と被害者の関係性の程度によって分類すれば，図16・1のような4類型になる。

① 第Ⅰ類型——反社会的問題行動群　反社会的問題行動群の特徴は，攻撃性が他者に向かい，法の逸脱行為として直截に示される問題行動である。たとえば，暴行，傷害などの暴力非行や暴走族による共同危険行為などの集団非行，そして他者への最たる攻撃としての殺人などが位置づけられる。

　その結果，被害者に対する加害行為の重大性と被害者感情が重視され，法の軸が最も強調される領域になる。それだけに，少年の更生のための臨床的視点を明確に維持しないと，昨今の非行少年に対する応報的，懲罰的な処分に陥りかねない。

② 第Ⅱ類型——不特定対象型問題行動群　この問題行動群は，攻撃対象が不明確であることが特徴的である。Ⅰ類型の，攻撃する者と攻撃される者の相互の関係が比較的明確であることと対照的である。

　たとえば，現代型いじめの特徴である，ネットを用いた誹謗や中傷による陰湿な攻撃，いじめの加害者—被害者—傍観者—仲裁者の入れ替わり，など加害者と被害者の関係があいまいで不特定なことなどに示される。親族などを装い，不特定他者を対象とする振り込め詐欺も同様な特徴がある。またこの群には，攻撃対象が不特定である万引きや痴漢などの問題行動も含まれる。

③ 第Ⅲ類型——非社会的問題行動群　非社会的問題行動群は，攻撃性のベクトルが自分に向けられ，自分自身を傷つけてしまうことが特徴的である。攻撃を向ける加害者性と向けられる被害者性が一体になって内在している状態である。シンナーや麻薬などによる薬物非行，援助交際などの売買春行為，リストカットなどの自傷行為が位置づけられる。

④ 第Ⅳ類型——親密圏型問題行動群　親密圏型問題行動群は，家庭内暴力，家庭内殺人，校内暴力，など家族，学校のような親密な関係性における問題行動群である。児童虐待や体罰問題で揺れる現代の家族や学校において，発達に応じた子どもの甘えや依存性が適切に受容されず，その裏返しとしての反抗や攻撃性が行動化して親や教師に向けられる問題行動である。

▶ §—3 非行，犯罪への対応の基本　非行少年にどう向き合うか

では，このような非行少年に対人援助者はどのようにアプローチすればよいのであろうか。その要点は以下の3点である。

① 非行の悪質性，問題性について善悪の評価をいったん保留する。

非行は悪い行為であるため，対人援助者がその行為の悪質性や問題性を初めから指摘すると，非行少年は殻を閉ざしてしまい彼らとの関係が形成できなくなってしまう。そこで，まず非行行為の善悪の評価をいったん保留することである。非行をしたことを不問に付すのではなく，少年が罪に向き合えるまで保留するということである。

② 非行の意味を救助信号＝SOSとして受けとめる。

非行の意味を，少年が対人援助者に向けて「助けて」「苦しい」と救助信号＝SOSを発したものとして受けとめる。少年が不貞腐れたり反抗的な態度をとったりしても，高圧的に抑えつけたり罰をちらつかせたりして叱責するような対応は効果がない。少年をありのままに受容しながら，少年の非行行動の意味と対人援助者に向けて何を伝えようとしているのか理解することである。すると，徐々に少年との援助関係が形成される。非行臨床の経験の浅い時期はそのように受けとめることが難しいが，あえて非行少年の救助信号として受けとめることは，対人援助者が非行少年に関わるためのトレーニングにもなる。

③ 非行少年の語りを「徹底傾聴」する。

少年たちの語りに真剣に耳を傾けると，彼らは一様に堰を切るように自分の思いや抑えていた感情を吐き出す。警察や検察で供述できなかったこと，供述しなかったことが語られることもある。もっとも彼らなりのものの見方の偏りや，屁理屈，不合理な言い訳もたくさん出てくる。しかしそれを否定したり修正したり，もちろん肯定したりするのではなく，とにかく最後まで徹底的に傾聴することである。非行少年は自分の話をしっかりと受けとめて聴いてもらった経験に乏しく，ましてや事件を起こしてからは怒鳴られ叱責され続けてきたといっても過言ではないからである。

【廣井亮一】

17章——被害者

▶ § — 1　被害とトラウマ

▶▶被害者とは誰か

　刑事法学では「犯罪により害を被った者」を被害者と言うが，メンタルヘルスの領域では，法的に有罪であるかどうかに関わらず，より広義の事件・事故の被害者を指す。犯罪被害者や交通事故被害者の他，虐待，DV，性暴力，ハラスメント，いじめなどの被害者が考えられる。天災・人災を含む被災者を含むこともある。メンタルヘルスの観点から言えば，さまざまな被害に共通して，その中核にいわゆるトラウマを想定するからである。

▶▶トラウマ

　トラウマという語は，怪我を表すギリシャ語に由来し，もっぱら身体的損傷に使われていた。ウィリアム・ジェームズがこれを精神的損傷に用いて以来，徐々に心理的意味を獲得していった。フロイト（1996）は，自己と自我を圧倒する外部からの刺激から身を守る機能を果たす「保護膜」を想定し，保護膜を突破するほど強力な刺激をトラウマと呼び，それは有機体のエネルギーの運営に大規模な障碍を引き起こすと考えた。基本的に，外部からもたらされた衝撃によって，容易に回復し得ない大きな精神的影響を与えるものと捉えられている。

　「心の傷」というメタファーによって，被害者が被る眼に見えない影響についての理解が促される一方，あたかもどこかに心というものがあって，そこに損傷が生じ，修理を必要とするというイメージをもたらすことには注意が必要だろう。被害は心の問題だけでなく，身体的・社会的・経済的次元にも大きな影響を及ぼし，それがまた心理的負荷を強化する。トラウマは個人に属するものではなく，関係性のなかにある。被害とは，他者，社会，そして世界との関係の問題であることを理解しておきたい。

第3部　不適応状態と心の病

▶ § — 2　被害者に起こり得る症状

▶▶心的外傷後ストレス障害：PTSD（Post Traumatic Stress Disorder）

　「心の傷」として最も知られているのは，PTSDだろう。PTSDは，1980年，米国精神医学会による診断基準マニュアルDSM-Ⅲに初めて登場した。その背景には，ベトナム帰還兵の問題から精神医学的査定と治療が重視されるようになったこと，1970年代に活性化した女性解放運動が性暴力やDVを告発し，その心理的影響が研究されるとともに支援体制が確立されていったことが挙げられる。日本においては，1995年の阪神淡路大震災以来，広く知られるようになった。

　DSMの診断基準は少しずつ変化してきたが，最新のDSM-5において，PTSDは従来の不安障害から分離独立し，「心的外傷およびストレス因関連障害群」の章が立てられた。「実際にまたは危うく死ぬ，重症を負う，性的暴力を受ける出来事」を①直接体験する　②目撃する　③近親者または親しい友人に起こる　④支援者として繰り返し見聞することにより，①侵入症状（苦痛な記憶が繰り返し蘇る，悪夢，フラッシュバック，それが強烈な心理的苦痛や生理的反応を伴う）②回避症状（出来事について考えること，思い出させるものを避ける）　③認知と機能の陰性の変化（記憶の欠如，自分や他者・世界に対する否定的信念，恐怖・怒り・恥など否定的感情の持続，興味や関心の喪失，孤立感，幸福・満足・愛情など肯定的感情を持てない）　④覚醒と反応の著しい変化（苛立ちと激しい怒り，自己破壊的行動，過度の警戒心，驚愕反応，集中困難，睡眠障害）を伴い，顕著な苦痛，社会生活・日常生活の機能に支障をきたしている状態が1ヵ月以上持続する場合にPTSDと診断される。

　生物は生命の危機に直面すると，「闘争か逃走か（fight or flight）」の反応をするが，そのどちらもできず固まってしまった状態をイメージするとわかりやすいだろう。心の中で闘争（侵入症状）と逃走（回避症状）が生じ，現実に抜け道のないエネルギーが過覚醒状態を作る。このような状態が持続すれば，心身ともにまいってしまう。

　なお外傷的出来事から4週間以内の場合は，ASD（Acute Stress Disorder: 急性ストレス障害）とされ，PTSDとは区別される。

17章　被害者│113

▶▶解離症状

　もうひとつトラウマと切り離せない症状に，解離症状が挙げられる。DSM-5
では，「解離症群/解離性障害群」という新たな項目が立てられた。その特徴は，
「意識，記憶，同一性，情動，知覚，身体表象，運動制御，行動の正常な統合
における破綻および/または不連続」とされ，①解離性同一症/解離性同一性障
害：DID（Dissociative Identity Disorder），②解離性健忘，③離人感・現実感喪失症，
④他の特定される解離症，⑤特定不能の解離症に分類されている。

　解離症状は，いわば危機状態への適応であり，意識を遮断することによって
自己の機能を保つ。たとえば，出来事と自分を切り離すことで，恐怖や苦痛に
圧倒されることなく現実対処が可能となり，事故や災害の記憶をなくすことで
「正気」を保つことができるのである。

　DIDは，DSM-Ⅲで多重人格障害（Multiple Personality Disorder: MPD）とされ
ていたものである。このように深刻な解離症状は，子ども時代の深刻な虐待経
験と関連しており，とくに残虐な身体的虐待や性的虐待を経験しているとされ
る。被害が繰り返されることで，危機状態への適応が一種のアイデンティティ
を形成する。解離症状は残虐な虐待状況を生きのびることを可能にする防衛機
能と言えるが，一方で大きなつけをもたらす。新たな危機に対して必要な対処
をできなくしたり，親密な関係を持つことを妨害したりするのである。

▶▶その他の症状

　その他にも，鬱，身体化症状（医学的見地のない身体症状），物質乱用（薬物・
アルコールへの依存や摂食障害など），自傷，自殺，再被害化（被害が繰り返される
こと）などを挙げることができる。

　ここでは詳細を省略するが，トラウマ症状とはすべて危機への防衛・適応で
あり，それが障害となるのは平時である。たとえば，戦時下を生きる人々や災
害のただ中にいる人にとって，常に神経をそばだて，小さなサインに敏感に反
応したり，苦痛や恐怖をまともに感じないようにしたりすることができること
は生存を意味する。しかし，危機が去った後もこのような状態で生きるとした
ら，現実にさまざまな問題を呼び起こすだろう。慢性化すればするほど，二次
的・三次的影響が発生し，被害と症状との因果関係はわかりにくいものとなる。

▶ § — 3　被害者の回復

▶▶安全の確立

　ハーマン（1999）は，被害者の回復を，①安全の確立，②想起と服喪追悼，③未来と社会との再結合，という3つの段階に分けている。回復の第一歩は，安全の確立である。繰り返しになるが，トラウマ反応・症状は危機状態への適応である。危機状態がなお続いているとすれば，それを取り除くことはリスクをもたらす。たとえば，余震が続く避難所の中で薬物によってぐっすり眠ってしまうことは，生命を危険に晒すことになるかもしれず，過酷な虐待状況に暮らしている子どもが現実に直面することは，絶望を意味するかもしれない。

　繰り返される災害，虐待，DV，セクシュアルハラスメント，ストーカーなど継続性のある被害の場合，避難所，シェルターに誘導したり，通報や刑事・司法制度にのせたりすることが必要になるかもしれない。虐待やDVなど長期反復型のトラウマの場合，被害者の防衛的適応のために，被害・加害関係が見えにくく，被害者自身がその関係から抜け出ることが困難になってしまっていることもある。誘拐や監禁事件など，被害者が長期的に加害者と一緒に過ごすことで，加害者に同情や好意を抱いたり，加害者を理想化したりするようになることがしばしば認められ，ストックホルム・シンドロームと呼ばれている。

　何はともあれ心身の安全であるが，危機状態が過ぎ去り，少し落着くと，かえってさまざまな症状が目立ってくることがある。過覚醒状態が続いたことによる疲労を感じるようになり，自分の身に降りかかったことの意味をあらためて認識することになるかもしれない。体の状態は気分や気力，行動，精神症状に深く影響する。睡眠，食生活をコントロールし，体調を整えること，症状や自己破壊的行動のコントロール，安全な生活状況を作るという環境のコントロールも必要である。

　場合によっては専門家による治療が必要になるかもしれない。専門家によるトラウマ治療にはさまざまな種類があり，薬物療法，認知行動療法，EMDR，精神力動療法，問題解決志向療法，芸術療法，集団療法などが挙げられる。それぞれに合った治療法や治療者を探すことも重要である。トラウマは，人から力とコントロールの感覚を奪う。力と自己コントロールを取り戻すことが最初

17章　被害者 | 115

の課題である。

▶▶想起と服喪追悼

安全の確立と症状のコントロールにより，日常にとりあえずの安寧がもたらされたことをもって回復と捉えることも可能である。日常の秩序が戻ってくることで，自分を取り戻し，身近な人々との関係や社会的関係を少しずつ再確認し，力にしていくことが重要である。

しかし，過去の記憶を遮断したままでいると，何かを引き金に（たとえば，被害をあった記念日，季節が巡ってきたり，似たような事件・事故の報道に曝されたりするなど），保たれていた秩序が崩れ，症状が再発するということがある。その可能性も含めて手立てを講じておくことも回復の一環ということができるだろう。

回復の次の段階として，過去の想起と服喪追悼がある。断片のまま手つかずの状態にあったトラウマの記憶を取り戻しながら，出来事を事実としてだけでなく，感情も含めて自分の人生のストーリーに受け入れていく。トラウマは物理的・心理的に多くのものを奪うため，失ったものを悼み悲しむことも必要になる。服喪・追悼は辛い作業であり，一時的に不安が強まり症状が悪化することもあるが，後戻りしているわけではない。辛い過去であっても，自分の人生に起こったこととして受け入れ統合していけるならば，引き金によって大きく振り回されることは少なくなっていくだろう。

この段階の回復には，ストーリーを語ることが重要になる。身近な人，自助グループ，カウンセラーなどさまざまな形の支えを得ることができる。絵や詩など芸術的な表現を使うことも役立つ。

▶▶未来と社会との再統合

第一段階が現在の安定だとすると，第二段階は過去の整理であり，第三段階では過去から現在，未来へと時間の流れが戻ってくる。起こったことは不運だったとしても，それがあったからこそ今の自分があると感じることができるようになる。過去を受け入れたことでの成長があり，社会との新しい関係が創造される。自分自身の体験を社会活動などにつなげていく「生存者使命」と呼ばれるような生き方を選ぶ人々もいる。

▶ §—4　被害者支援

　被害による影響と回復について，主にメンタルヘルスの観点から述べてきたが，すでに強調してきたように，その影響は心理面に留まらず，生活支援，社会的支援，法的支援，医療的支援など，他方面からの支援が必要になる場合が多い。現在では，警察や都道府県・市町村の相談窓口，法テラス，被害者支援センター，民間の被害者団体（自助グループ），被害者支援機関，女性相談所や女性センターなど，様々な支援機関があることを知っておきたい。各地の被害者支援機関はボランティアを養成し，警察，裁判所，病院，弁護士事務所，行政の窓口，家探し，職探し，買い物への付き添いなど，さまざまな形で直接支援を提供している。こういった支援には，被害によって損なわれた社会への信頼や安心感を取り戻す意味もある。

　被害者の回復には，社会の価値観や被害経験後の周囲のサポートが決定的な影響を与える。世界はトラウマにあふれている。誰しもが被害者になり得るが，自分自身が何らかの被害者になるまでは，そこに関心が向かず，無理解であるために，深刻な二次被害を与えてしまうことがある。被害者についての理解を深め，互いに支え合っていける社会を作りたい。

【村本邦子】

18章——さまざまな精神疾患【1】

▶ § ― 1　統合失調症

▶▶疾患の意義

　統合失調症は調査方法によって幅があるものの，およそ100人に1人いるとされてきた。発症時期は，15歳以下は少ないとされるものの未成年期に多く学校関係者は児童・生徒の発症と関与する可能性が高い。しかし実際には，統合失調症という言葉は聞いたことはあるが具体的にはどのような疾患かほとんど知られていない場合が多い。また統合失調症には幻聴や妄想がある，といった知識があっても，健常人でも，ある状況下では幻聴や妄想が出現する場合もあり，そういった場合はどう判断するのか，など比較的とらえにくい疾患概念でもある。うつ病ならその中核症状は「抑うつ」であるが，統合失調症の中核症状は明確でなく，複数の症状が集まっていると考えられているためである。

▶▶病態について知っておくこと

　統合失調症とは何かを理解するにはアメリカ精神医学会が発行しているDSM-5の診断基準を参考にすると分かりやすい。DSM-5では以下の5つの中核症状をあげている。

　①妄想，②幻覚，③まとまりのない発語，④ひどくまとまりのない，または緊張病性の行動，⑤陰性症状（情動表出の減少，意欲欠如）

　これらのうち，2つ，もしくはそれ以上（少なくとも①か②か③である），それぞれが1ケ月間持続することが条件である。しかし妄想や幻覚はまだ素人にもイメージしやすいが，③〜⑤はやや分かりにくい。ただ幻聴にしても具体的にはどのようなものか，またまとまりのない発語や行動の背景には何があるのかを理解する上で，シュナイダーの一級症状というものが参考になる。シュナイダーは統合失調症と診断する上で以下の一級症状を挙げた。

《シュナイダーの一級症状》

考想化声：　自分の考えが声となって外から聞こえる

会話形式の幻声：　複数の声が自分のことで話し合ったり，それに応答したりする自己の行為を批評する幻聴

身体被影響体験：　自分の身体に何かされているような感じ

思考奪取：　思考への干渉：　会話の最中に突然自分の考えが抜き取られるような気がすること

考想伝播：　自分の考えが周りの他人に知れ渡ってしまうと言う妄想に取り付かれてしまうこと

妄想知覚：　外界の妄想的な意味づけをする

させられ体験：　自分の思考，感情，意思，行為が外部の力によってさせられている

　原因として，もとともの遺伝的要因などの脆弱性とさまざまなストレスによる環境要因が組み合わさって生じるストレス・脆弱性モデルが考えられている。子どもの場合の幻覚は幻視が多く幻聴は不明瞭とされる。

▶▶クライエントとの関わり方

　病態の詳細まで知っておく必要はないが，幻聴や妄想，自分以外のものにさせられている体験といったイメージができればいいであろう。これらの症状のため統合失調症はその発症後，日常生活を普通に送る能力が低下していくことが多く，仕事や学業成績にも影響が出てくる。次第に仕事や勉強ができなくなってくる，それまで普通にできていたことができなくなってくるなどの症状がみられたら統合失調症の発症を念頭におき，精神科等の医療機関への受診を本人や家族に勧めることが必要である。関わりの中で気を付けることとして，妄想の内容について詳しく聞いたり，内容自体を否定すると混乱を来したり病状が悪化するので避けるべきである。ストレスで病状が悪化するので何かあればすぐに主治医に相談する。それ以外で何もないのに調子が急に悪くなった場合などは怠薬の可能性があり服薬をきちんとしているか確認してみる。

▶▶その他留意点

　統合失調症は予後が良好とされるは20〜30％程度と，決して予後がいいとは言えない疾患である。平均余命は自殺，事故死，自然死などの原因により短く，自殺が主な死因である。一生涯のうちで自殺企図をするのは約40％で10〜20％が遂行する。回復後早期，発症後早期の若者に多いとされる。治療は薬物療法が主となるが薬物の副作用として，眠気，集中力の低下，アカシジア，ジスト

ニア，肥満，水中毒，イレウスなどが生じるため身体管理にも配慮しなければ
ならない。

▶ § ― 2　気分障害　うつ病

▶▶疾患の意義

　昨今，うつ病で仕事を休職したという話がよく聞かれ，決して他人事ではな
い。しかし一方で「うつ」という言葉は混乱を生じさせている。新型うつを始
め，気分の落ち込み，引きこもり，自傷行為なども含めて「うつ」と称された
り，「うつ」になったと申し出があって診断書を出してもらうと，そこにある
診断名には例えば，「抑うつ状態」「うつ病」「気分障害」「気分変調症」「双極
性感情障害のうつ病期」「躁うつ病のうつ病エピソード」「心因反応」などと多
様に書かれていたりして，素人には違いが分からない。実は精神医学の教科書
においても記載が異なり誤診や誤解を招くことにも繋がりかねないほど混乱し
ている。ここでは気分障害の代表的な疾患として「うつ病」について学ぶ。

▶▶病態について知っておくこと

　うつ病について知る上で，DSM-5の診断基準を見ることでおおよそ特徴が
掴める。うつ病は以下の9つの項目のうち一定数以上満たせば診断基準を満た
すとされている。

① 　抑うつ気分
② 　興味または喜びの著しい減退
③ 　著しい体重減少または増加（1か月で5％以上，但し子どもの場合は例外あ
　　り），あるいはほとんど毎日の食欲の減退・増加
④ 　ほとんど毎日の不眠または過眠
⑤ 　ほとんど毎日の精神運動性焦燥または制止
⑥ 　ほとんど毎日の疲労感または気力の減退
⑦ 　ほとんど毎日の無価値観，罪責感
⑧ 　思考力や集中力の減退，または決断困難がほとんど毎日認められる
⑨ 　死についての反復思考

　これらのうち，5つ以上が2週間以上続くこと，①か②のどちらかは必ず認
めること，苦痛を感じている事，生活に支障を来していること，を満たしかつ，

他の疾患を除外している事（物質による誘発や身体疾患によるもの）を満たすと，うつ病の診断基準を満たす。医師でなくてもだいたいこのような症状を認めればうつ病と考えていいのかといった目安はつく。実際には，対象者の気分がいつもと違って沈んでいるように見える時期が2週間程度続けばうつ病を疑い，比較的分かりやすい④の睡眠や③の食欲，また⑨の希死念慮について直接本人に訊ねてみるといい。全て当てはまればうつ病の可能性が高く，精神科外来等につなげたほうがいいのではと判断できる。

▶▶クライエントとの関わり方

心理職としては以下のポイントに留意する。

① うつ病の先駆症状を知ること

先駆症状として比較的表れやすいのは，不安やイライラの他に，不眠と食欲減退である。これらがあればうつ病を疑ってみる。特に不眠があれば健常者でも疲労感や思考・集中力の減退がみられるため，もしうつ病かもと疑ったのであれば，夜眠れているか，何度も途中で目が覚めないか，熟睡感があるか，など睡眠の状況を尋ねてみるといい。逆にぐっすり眠れていて食欲もいつもと変わらなければうつ病の可能性は低い。

② うつ病の患者にしてはいけないこと

「つらいと思うけど頑張ってね」といった励ましや「最近は元気そうだね」と評価されることで，分かってもらっていないという疎外感をもちかねないため避けるべきである。

③ うつ病の薬の副作用を理解しておくこと

抗うつ薬の副作用で，日中の眠気やふらつき，喉の渇きなどが出やすい。またSSRIという抗うつ薬ではアクチベーション・シンドローム（不安・焦燥，不眠，易怒性，衝動性，躁状態などが生じる）にも注意が必要である。

④ うつ病の回復期に注意すべきこと

回復期には意欲が回復してくるが一方で自殺企図のリスクも高まってくるので一層の注意が必要である。

▶▶その他留意点

希死念慮について聞いていいかといった判断に迷うこともあるが，概して具体的な方法で「ずっと死ぬことを考えている」といった訴えがあった場合は緊急性が高く，聞き取ったら一人で抱え込まず上司や家族等に伝え医療機関の受

診を勧めるべきである。

　なお，うつ病が持続する場合は統合失調症であることもあるため，うつ病だから他の病気はあり得ないとは考えない方がいい。

▶ § — 3　パーソナリティ障害

▶▶疾患の意義

　世の中には変わった人や個性的な人がいる。どこまでを性格といっていいのか，どこまでいけば障害といっていいのか判断が難しいケースがある。昨日まで褒めていた人をいきなり攻撃する，「今から死にます」と友人や恋人に電話したりメールしたりする，自殺未遂や自傷行為をしたりする，などのいわゆる困った人たちに出会ったりすることもあり対応に苦慮することもある。日々の診療業務内においてもそれまで良好な関係を保っていると思っていたクライエントの態度が急変し自傷行為を見せつけてきたり過量服薬をしたりして，心理士は自分の面接技量に自信を失ったりする。そういった場合，ひょっとしてパーソナリティの障害ではと疑ってみることで理解が進み，より適切な対応に結びつくこともある。

▶▶病態について知っておくこと

　統合失調症や神経症，気分障害などの精神の疾患とパーソナリティ障害の関係は交錯しており人格異常が強ければパーソナリティ障害となるが精神の疾患も併発するケースも多い。また精神の疾患が主であっても人格異常を伴うケースもある。

　パーソナリティ障害は人格の偏り方からA群（疑い深く風変わりなタイプ），B群（きまぐれで衝動的なタイプ），C群（不安が高く臆病なタイプ）の3つに分けられる。これら中で臨床現場において特に関わりに苦労する一つにB群に含まれる境界性パーソナリティ障害がある。もともとは二つの心の病（神経症と統合失調症）の境界線上にあるという意味であった。原因として生まれもった気質や育て方の問題，セロトニン系の低下，遺伝，思春期の人間関係などいくつか考えられている。全人口の0.7～2％ほどいて，3：1で女性に多く20～30代がピークと言われている。また3～10％が自殺完遂する。感情の不安定さ（見捨てられ不安），対人関係の不安（両極端な自分），行動の不安定さ（周囲を巻き込む問題行動）の3

つの不安定さがあるとされる。

▶▶クライエントとの関わり方

　境界性パーソナリティ障害は周囲を巻き込んで混乱を招いたり，医療関係者もクライエントに対して陰性感情を抱いたりすることもある。治療目標は，見捨てられ感による抑うつの感情を理解し，破壊的な感情体験からどうすれば自由になれるかをともに考えていく。このため，この世で生きられる対人関係能力をつけること，破壊的な抑うつに耐えるだけの自我の力をつけること，欲求不満耐性をつけることなどが具体的な目標となる。「抑うつ」に立ち向かう練習として，絶望のパターンを理解する（見捨てられるという幻想に由来。数時間〜数日間続くことがある），抑うつ，絶望の波に立ち向かう（「治療関係において「あなたが求める限り私の方から見捨てるようなことは決してない」」と伝える）ことに治療的意味がある。

▶▶その他留意点

　境界性パーソナリティ障害では，幼児期の欠損を退行させて再現し関係性の中で修復するような幸福な（幻想的な）母との融合をはかったり，そもそも治療自体が困難な短期間の精神療法は余計に行動化を起こさせることからあまり勧められない。今ある自我機能を健康なシステムに修正していくことが大切である。また家族教育も必要になるが，患者の語る生活史は患者の幻想によって修飾されていることが多く，患者に巻き込まれ，家族との関係を悪化させてしまったり，病因を両親に求めるような犯人探しは激しい家庭内暴力や家族からの治療妨害にあったりすることもあるので，家族には，どう病理を理解しどう具体的に対応したらよいかを伝えることが大切である。

【宮口幸治】

19章──さまざまな精神疾患【2】

▶ § ─ 1　パニック障害

▶▶疾患の意義

　何の前触れもなく，突然，激しい動悸，息苦しさ，めまい，吐き気，しびれ などの症状が一気に現れる。このため患者は「このまま死ぬのでは」といった 激しい不安と恐怖に襲われる。一人でリラックスしているとき，電車の中，店 内の中など場所や時間，状況関係なく突然起こる。このような症状が続くと日 常生活にも支障をきたしてくるため，患者にとっては深刻な問題であることを 十分理解しておく必要がある。

▶▶病態について知っておくこと

　パニック障害は女性に多く男性の2.5倍で青年期後期から30代半ばに多い。 1.5～3.5％程度の人が一生涯に有する。1回の発作はだいたい数分～10分くら いでピークを迎え，その後は30分以内に治まることが多い。身体的な疾患が原 因で生じるものではないので心電図などの検査をしても身体の異常はみつから ない。しかし本人はまた発作がくるのではといった不安（予期不安）に襲われ， さらにそれがきっかけとなって生じる状況準備性発作が起こり，それがパニッ ク発作を引き起こすという悪循環に陥る。予期不安のためにかつて発作が起こ った場所（例えば電車など）を避けるような行動（恐怖症性回避）を取るようになり， 外出ができなくなる，学校や仕事に行けなくなる，など日常生活にも支障をき たしてくる。そのため抑うつ状態を合併することもある。

▶▶クライエントとの関わり方

　発作を生じさせる原因にとして過労やストレスなどの重なりが関係している とされ，その後は予期不安により発作が起こる場合がある。このため過労やス トレスの管理が必要になってくる。パニック発作はとてもつらいものであるが， それによって命を落とすことはないことを伝えておく。治療には薬物療法の他 に認知行動療法がある。治療は即効性が期待される薬物療法が主となるが，認

知行動療法も同時に進めると回復率は向上する。薬物療法としては，①選択的セロトニン再取り込み阻害剤（SSRI），②ベンゾジアゼピン系抗不安薬，③三環系抗うつ剤などがある。第一選択薬は①であるが，①で効果がみられないときに③を使うことがある。いずれも即効性が低いため，治療開始直後は即効性のある②を併用することも多い。ただ②は依存性や健忘などの副作用もあり，①や③の効果が出てくれば頓服使用に切り替えるといった処方もなされる。認知行動療法として認知療法（悪循環を対象に，ネガティブな解釈を含む自動思考に対して，そう考えた根拠とそれに矛盾する反証を立てることで，より現実的な考え方を導き不安や恐怖を軽減していく）や暴露療法（恐怖症性回避を引き起こす場所・場面に対して，実際に直面させることで不安・恐怖に少しずつ慣れてもらう）などがある。

▶▶その他留意点

　パニック障害の原因は精神的なストレスが主な原因だけでなく遺伝的な要因もあるとされる。またパニック障害は息苦しさが現れるため，過呼吸症候群が混同されがちであるが，これらは別々の疾患である。過呼吸症候群は心身症の一つであり息を吸い過ぎることによってめまい，手足のしびれなど生じるが二酸化炭素を吸う量が増えれば症状は回復する。パニック障害は何の前触れもなく出現する。パニック障害の患者に過呼吸症候群が併発することもある。

▶ §—2　心的外傷後ストレス障害（PTSD）

▶▶疾患の意義

　極めて強い精神的，身体的ストレスによって生じるものである。もともとベトナム戦争の帰還兵にフラッシュバックを起こす人たちが多かったことから注目されてきた。国内でも東日本大震災といった自然災害を始め，大阪教育大学附属池田小学校事件といった無差別殺人事件など子どもたちに様々なストレスを与えその後の生活に少なからず影響を与えることもある。心理職としてはPTSDの原因になりそうな出来事，PTSDの症状，クライエントに対して何ができるかについて知っておく必要がある。

▶▶病態について知っておくこと

　女性に多く，あらゆる年齢層にかかわると言われる。その出来事から数週間から数ヶ月後の潜伏期間を経て，発症する。再体験（フラッシュバック，意図し

ない外傷体験の想起），麻痺（感情が鈍感になる，将来に希望が持ちにくくなるなど），回避（外傷体験の話題を避けるなど），過覚醒（意識が覚醒した状態が続く）の4つからなる。原因となるトラウマとして，自然災害，大規模事故，性暴力被害，交通事故，人質事件，いじめ被害，被虐待などがある。女性の場合，性暴力被害が心的外傷につながることが多い。

　これらのうち，1回のみ（交通事故や災害など）の出来事なのか（単回），いじめや虐待のように繰り返されるのか（慢性）によって，クライエントの示す症状は異なり，それぞれⅠ型，Ⅱ型と呼ばれる。Ⅱ型では愛着障害，多動，攻撃性，発達の遅れ，性的逸脱行動などがみられる。Ⅰ型では，当初は不安などがみられるが，次第に抑うつや身体化などがみられるようになるなど，経時的変化を知っておくことも重要である。

▶▶クライエントとの関わり方

　外傷体験を話題にするとトラウマ体験を呼び起こすことにもなり，配慮が必要である。心理職がトラウマ治療の専門トレーニングを受けていなければ，一人で何とかしようとせず専門カウンセラー等に任せた方がいい。スクールカウンセリングなどでその疑いのあった児童に対しては直接的な介入は避け，専門医や専門カウンセラーの助言に従うべきである。学校でできることは可能であればその家族と面談したり，いじめや兄弟からの性的被害などの場合であればまず本人の安全確保のため加害者とどう距離を取るかなど児童相談所とも相談の上，必要な措置を検討せねばならない。一般の外来でできることはクライエントの安全の確保といった環境調整やクライエントの経過観察（変わったことがないかなど）が主となる。

▶▶その他留意点

　PTSDに似た疾患として，急性ストレス反応と適応障害がある。急性ストレス障害はトラウマティックな出来事に遭遇しても4週間以内に症状が消退するケースをいう。適応障害は死別などのストレスがきっかけで抑うつや不安などが生じ日常生活に支障をきたす。ただ通常半年以上は続かないとされる。

▶ § — 3　摂食障害

▶▶疾患の意義

摂食障害には神経性やせ症と神経性過食症がある。特に神経性やせ症では栄養不足から身体的リスクを生じるため，仕事，運動，登校，体育の授業，部活動などへの制限や禁止といった行動制限が必要となる。このため学校などでは主治医の指示に従うだけでなく，どのような病態でなぜ行動制限が必要なのかといった知識をもっておくことが求められる。

▶▶病態について知っておくこと

摂食障害の9割は女性で多くは思春期以降に生じる。このため男性で摂食障害が疑われても他の疾患（例えば統合失調症や気分障害など）を除外しなければならない。神経性やせ症は標準体重の−15%以下の体重（またはBMIで17.5以下）で，体重増加への強い恐怖や低体重への深刻さの欠如などを伴う。やせているにもかかわらず活動量は多く元気にも見えるが，餓死したり自殺したりして死亡率も高い。そのため身体管理がまず優先される。採血や心電図などを定期的に施行し，体重や電解質の値がある一定以下の値になれば入院治療が基本となる。心理的治療としては身体の危険を認識できない患者の問題を，病気の問題とおきかえるなど外在化を行っていく。

神経性大食症はむちゃ食いを繰り返すものの，体重増加を恐れ自己誘発嘔吐，下剤乱用などを伴う。むちゃ食いの前の空腹感，その後の後悔，自己誘発嘔吐による後悔の念の解消，といったサイクルを繰り返す。このため長期間続くことや，抑うつや自傷行為，パーソナリティ障害なども併存することもある。治療には認知行動療法や抗うつ薬などが使われる。小児では神経性大食症より神経性やせ症のほうが多い。

▶▶クライエントとの関わり方

神経性やせ症は本人が望んで陥る疾患であるため，治療者は自分の感情の理解と対処が大切である。しっかり食べて欲しい，もっと体重を増やして欲しいといった言葉かけは慎重にすべきである。彼らの言い分をしっかり聞いて少しでも理解して関係性を維持することに努めるべきである。神経性過食症でも基本は説教などせず話を聞くことを目標とする。その際，過食や自己誘発嘔吐の

回数，過食にかかるお金などを把握する。特に過食のための食材購入費に困り万引きにつながることもある。

▶▶その他留意点

どちらも親子関係が複雑なことが多い。親子関係が険悪になっていたり，逆に親がクライエントの言葉を鵜呑みにしたり，クライエントの言いなりになっていたりすることもある。保護者と話すときは親子関係が健全に機能しているかをみる必要もある。

▶ § ─ 4　アルコール依存症

▶▶疾患の意義

依存症はアルコールや覚せい剤など，精神機能に作用する物質への欲求が強まり，止めれなくなる状況をいう。それらを使用すると一時的に気分が高揚し幸福感を得たり，不安感が軽減したりするため使用を繰り返すようになる。しかし繰り返すたびに耐性ができ効果が弱くなるため摂取量や使用回数が増えてくる。こうなると何事よりもアルコールや薬物の使用を優先しはじめ日常生活や仕事，学業が普通に送れなくなってしまう深刻な疾患である。国内ではアルコール依存症がもっとも多いため日々の診療でも出会うことが多い。

▶▶病態について知っておくこと

アルコール依存が進むと身体がその状態に適応してしまい，アルコールが途切れるとバランスが崩れ，様々な離脱症状（発汗，頻脈，手指のふるえ，イライラ感などの身体症状）が現れる。その苦しみから逃れるためにまたアルコールを飲むという悪循環に繋がる。中でも離脱によって引き起こされる振戦せん妄は飲酒を止めてから2～3日後に発症し，興奮，混迷，見当識障害，幻覚，発熱，発汗，頻脈，血圧上昇などが生じ適切に治療されないと死に至る。

またアルコール性幻覚，アルコール性妄想，アルコール性認知症，ウェルニッケ脳症（眼球運動障害や歩行不安定など），コルサコフ症候群（健忘，記憶障害，作話，見当識障害など）などさまざまな精神症状もみられる。もちろんアルコール過量摂取による身体合併症（膵炎，肝炎，肝硬変，肝臓癌）につながることもある。

▶▶クライエントとの関わり方

アルコールによる膵炎，肝炎などの身体疾患があればまず身体管理が優先さ

れる。心理職が関わるとすればクライエントの入院加療中の断酒への心理教育であろう。一人での断酒はかなり困難であるので家族がいれば家族にも協力を仰ぐ。依存症になっている自覚，生活が破綻してしまう怖さ，健康への害などともに学んでいく。併せて外来で抗酒剤を処方されることもあるが，一時的に飲めない体質に変えることで飲酒すると吐気などを生じさせるもので飲酒渇望の抑制効果はない。クライエントの同意の上で毎日服薬させる（同意なく黙って家族が食事などに入れて，もし本人が知らずに飲酒すると危険なため）。

退院後は外来通院の他に断酒会，自助グループなどを紹介することもある。

▶▶その他留意点

治療者としてはどうしてもアルコールを止めさせようと，飲酒のデメリット，断酒のメリットだけをクライエントに強調すると，それは時には逆効果になることもある。クライエントは治療者に抵抗し飲酒のメリット，断酒のデメリットに目が向いてしまうことがある。そういった場合，飲酒のメリット，デメリット，断酒のメリット，デメリットを紙に一緒に書いて整理して天秤にかけ，クライエントの抵抗と一緒に治療者も悩むという姿勢がうまくいくことがある。

【宮口幸治】

20章——子どもの精神疾患

▶ §—1 子どもに見られる精神疾患，行動での問題の枠組み

▶▶子どもの定義と精神疾患

メンタルヘルスの支援対象としての子どもという言葉を法的に定義すると，児童福祉法の適用範囲では18歳未満年齢となる。児童・青年期とする用語を用いるともう少し年齢範囲が広がる。

本章では子どもを児童期および青年期の初期ととらえて，その暦年齢期にみられるメンタル面の不適応状態について，その種類と状態について外観する。

精神面の不適応状態はストレスなどの環境要因と遺伝・生得的素因，生理学的要因の結果と考えられている。例えば，うつは地域や国の状態により発症率が異なり，個人の受けるストレス量が主要因のひとつである。近年は子どものうつが指摘されており（傳田, 2006），子ども達のストレス環境が変化している。

子どもでの精神面での問題はその環境変化と第二次性徴などの身体的発達と精神的な発達のギャップ，また就学期間での様々な関係要因（人間関係：親子関係，友人関係など）がストレスとなり，環境圧となることで表面化する。

▶▶行動面での不適応状態の要因

児童・思春期の発達期は，エリクソンの発達段階によれば発達課題としての基本的信頼感の獲得から自我同一性を達成するまでの時期である。社会の価値観が比較的相対化したことにより，子ども達には自身で基準を作りあげることがストレスともなる。その一方で受験などの従来の評価方法による順序づけも依然として存在し，個性と画一性への適応への努力の中でバランスをとることが個人に求められる。子ども達には各発達段階での保護者を含めた年長の他者，同性・異性との人間関係，学校での勉強，部活動，価値観の転換などが個人差の幅で進む時期である。以前はモラトリアムと称された状態から自分探しなどのことばで表現される不安定な状況が青年期まで続く。また，不安定な状態に陥りやすい個人差が結果として精神障害を生起させることともなる。

130 │ 第3部　不適応状態と心の病

児童・青年期初期での就学期における不適応現象としては児童虐待，いじめ・いじめられ，不登校，学校での暴力，家庭での暴力，引きこもり，自殺などがある。それら対象となる問題はそれ自体が二次的結果であることもある。その不適応状態の背景には各種の生物学的素因および環境との相互作用の結果として起きていることも知る必要がある。

以下，生物学的な素因が主と考えられる精神疾患および代表的な児童期での不適応状態について紹介する。なお，それらの状態の診断名は，DSM-5に基づいて記述する。

▶ § ― 2　神経発達を背景にもつ状態

▶▶神経発達障害群

神経発達障害群の枠組みには，知的能力障害，コミュニケーション障害（言語障害，語音障害，小児期発症性流暢障害（吃音），社会的（語用論的）コミュニケーション障害），自閉症スペクトラム障害，注意欠如・多動性障害，限局性学習障害，発達性協調運動障害，常同運動障害が含まれる。

これらの障害の原因の多くは遺伝的，生物学的な要因とその発現にある。発現機序はいくつかの染色体の問題が関わり，その発生上での生物学的要因の結果と考えられている。そのため生まれた時からその状態や兆候を示すことが多い。ただし，社会環境的要因として虐待，貧困などとの関わりから障害が明らかになることもある。また，それらのストレス要因が発症の引き金となることもある。そのため，早期発見，早期介入の有無が予後を左右する。

▶▶自閉症スペクトラム障害／自閉スペクトラム症

知的能力障害との合併率は50％程度で，全体の半数は知的能力障害がないことが分かっている。有症率はおおよそ1/100から1/68であり，男女比は4.5対1で男性が多い。不適応状態は，一次的な障害であることも多い。

行動特徴は社会性の問題，コミュニケーションの問題，表象機能の問題がウィングの三つ組みとして知られている。背景にはそれぞれの神経学的，認知的要因があり，それらを知ることが理解と対応につながる。

行動特徴としては，視線が合いにくい，こだわり，横目で見る，知覚過敏・鈍感，常同行動，表出言語の問題，顔貌の知覚処理での問題，とびはねるなど

20章　子どもの精神疾患 │ 131

がある。認知的には，心の理論（他者の心的状況を的確に読み取る），実行機能（計画を立てる，注意の切り替えなど）の問題，中枢統合性の問題（全体を見ることの困難性），作業記憶・記憶構成（いくつかの仕事を並列に処理するための記憶システム）の問題をもつ。

　不安障害，摂食障害，解離性障害などの精神障害を合併することもあり，環境面での調整が重要である。また，自閉症スペクトラム障害は知的な問題ではなく，行動の問題と理解することが必要である。

　なお，アスペルガー障害とされる状態の一部はDSM-5では社会的（語用論的）コミュニケーション障害に分類される。

▶▶注意欠如・多動症／注意欠如・多動性障害

　自閉症スペクトラム障害とは独立した行動の障害であり，合併することもある。いわゆる落ち着きのない子どもである。要因は前頭葉での実行機能の不全であるが，環境での不安定さから起きる場合もあるため弁別が必要である。自分自身の行動を制御できない状態が幼児期にすでにみられる。

　特徴には多動性・衝動性と不注意があり，どちらかが優位になること現れ方は異なる。多動性・衝動性としては，興味があるものに惹きつけられると直進してしまったり，教室場面では授業中の席立ち，目立つことを好む，唐突な発言などの行動が観られる。不注意としては，忘れ物，集中困難，活動を計画して実行することが難しい。ただし，時には過集中となることもある。行動面の問題が関係性の問題を引き起こす要因となる。結果としてケガや事故に遭うことも多くなる。投薬と認知行動療法などにより行動の改善がみられることもある。

▶▶限局性学習症／限局性学習障害

　就学時に必要なスキルとしての読むこと，書くこと，計算する各能力がそれぞれ特徴的に機能不全の場合に診断される。脳機能障害であり，各領域を司る部位，処理系が効率的に働いていない。

　読むことの問題では文字イメージの処理が音韻の処理と結びついていないと考えられている。そのため処理スピードも遅く，意味の把握も難しい。書くことの問題については文字を記憶表象として再現できない。日本語であれば漢字の偏（へん）と旁（つくり）の位置を表出するときに位置が逆になることもある。また，文法的な処理が難しく文章の構成が難しい場合にも障害が疑われる。計算障害については数の概念，演算などの数的処理，数的推理，繰り上がりなど

の計算スキルが効率的に働かない。

学習場面を本人が拒否,苦手感をもたないように各個人にあった指導を行い,変更が困難な場合にはその他の能力を伸ばすなどの対応が適当である。

▶▶知的能力障害群

乳幼児期には反射や反応レベルの違いから障害が疑われることもあるが,標準的な能力検査を受けることで判定がなされる。乳幼児期には発達検査による発達指数,その後には知能検査（WPPSI,WISC）での判定が主となる。一般的には読み,書き,計算などの学習が全体的に効率的に進まない場合,また日常場面で友達との会話に入れないなどの問題からあきらかになることが多い。背景には基本的な認知能力が関係している。知的能力を測る標準化された検査でおおよそ2標準偏差以下（IQ:70以下）の場合で,抽象的思考,論理的思考,日常での適切な判断などが困難な場合に診断される。

原因は多様である。DSM-5における基準では,測定知能（IQ）のみでなく,概念的,社会的,実用的の各領域レベルにより適応を示すことでその状態を含めて判断することとしている。

▶▶小児期発症流暢症／小児期発症性流暢障害 (吃音)

ことばを話し始めるときにことばのはじめを繰り返して話す状態がよく知られている特徴である。単語レベルでは子音と母音が伸ばされて表現される。また,遠回しな表現を使う場合もこの障害の特徴とされる。要因としては話すこと自体への不安とその緊張からからくる表出の問題と考えられる。

多く（80〜90%）は6歳までに発症し,その後,65〜85%は消失してゆく。近年は生物学的な背景も示されている。また,不安などのストレスも促進要因となっていることが分かってきている。

▶ § ─ 3 情動に関わる不適応行動,精神症状

▶▶反応性愛着障害

反応性愛着障害は心的外傷およびストレス因関連障害群のカテゴリに入る。ストレス要因は子どもにとっての養育者や周囲の大人の行動であり,その環境から状態が形成される。よく知られている児童虐待は主な要因となる。

具体的には,児童虐待（身体的,性的,心理的虐待,ネグレクト）の結果として,

20章 子どもの精神疾患 | 133

養育者や周りの人との情動的な関係を築けない状態である。養育者の前ではほとんど感情を表さないこともある。また，そのストレスと緊張から養育者が近くにいる状況では適切な応答も難しいことがある。予後としては青年期，成人期以降まで状態は続き，摂食障害，うつなどの二次障害をもつこともあり，また表面的には適応的であっても親密な人間関係において問題が継続することもある。状況によっては自閉症スペクトラム障害と類似した様態を示すこともある。

▶▶異食症

食行動障害のカテゴリの状態である。栄養に必要な食物以外を食べる状態である。粘土，糊，草や砂，石鹸などから土，絵の具などまで食べることもある。乳幼児期には食べ物の判断がつかず何でも口にしてしまうこともあるが，年齢から推測されうる行動の範囲を超えている状態を示す。理由はひとつではないが過度なストレス状態の身体行動反応と考えられる。

自治体が公表している児童虐待のチェック項目には異食が含まれており，虐待環境など過度のストレスに晒された場合に起きることがある。また，重度の自閉症スペクトラム障害の場合にも生じることもあり，医療福祉的介入行動が必要なサインと考えられる。知的能力障害との合併もみられる。

▶▶遺尿症・遺糞症

排泄は4，5歳程度でコントロール可能となるが，遺尿，遺糞は年齢から推定される排泄コントロールができない状態を示す。遺尿は5歳，遺糞は4歳以上において症状がある状態をいう。身体的，習慣的な要因によるものが多いが，虐待などの心理的ストレスが要因によるものもある。また，注意欠如・多動性障害では時に合併がみられる。就寝前の水分量の調整や行動療法，投薬による対応がなされている。

▶▶選択緘黙症

不安症群に含まれる状態である。ある場面では子どもが全く話さない状態を示す。学校では教室に入ると話さなくなるなどきっかけや条件はそれぞれ異なる。話さない状況では言語的なコミュニケーションが成立しない。理由は他者からの評価，緊張などの理由がある。必要であれば筆談などの本人が伝達可能なやり方で無理をさせない方法でコミュニケーションをとる。学校ではクラスで孤立することもあるため，いじめの対象にならないように対応をする。

全く話をしない場合もあるが，背景には自閉症スペクトラム障害など神経発

達障害群との関わりもあるため一次要因を見極めることは重要である。

▶▶抜毛症・皮膚むしり症

　抜毛症は美容の脱毛とは異なり，強迫症および関連症群に属する状態で体毛を抜くことをやめられない。またはやめようとしてもまた抜いてしまうことを繰り返してしまう。髪の毛であればいつも抜いている部分は減少する。そのため社会生活においても支障がでる。性差では抜毛症の90％，皮膚むしり症の75％は女性とされる。強迫的な行動をとる表現のひとつであると考えられ，ストレス，感情の問題，遺伝的素因が重なることで表現される。

　自閉症スペクトラム障害の二次障害として思春期の体の変化を受け入れることができず，新たな体毛を抜いてしまうこともある。

▶▶素行症／素行障害

　他者の人権や社会のルールを侵害し，他者が困ることに楽しみを覚えるようにみえる状態を示す。反社会性人格障害との連続性をもつ状態である。基準では他者や動物への攻撃性，他者のモノを壊す，嘘をつくことに罪悪感をもたない，窃盗，夜間徘徊，怠学などが特徴である。いじめや他者への攻撃の加害者となる可能性も高い。触法行為などの逸脱行動の結果として表面化することもあるが，日頃の行動から注意を払うことが必要である。

▶▶チック症群／チック障害群

　本人が制御できない音声表出および運動行動が起きる場合に，それぞれ音声チック，運動チックとされる。

　音声チックでは，時に公の場所で社会的に口にすることがはばかられることばを言ってしまうこともある。運動チックでは癖のように観られる常同的な行動をすることがあるが，本人が意識をして制御することが困難である。トゥレット症は運動チックと音声チックが共に現れるときに診断される。自閉症スペクトラム障害の場合に合併することもある。

　★読書案内★

テンプル・グランディン，リチャード・パネク（2014）自閉症の脳を読み解く どのように考え，感じているのか，NHK出版

【原　幸一】

★Topic―6 「コグトレ」とは？　子どもたちを変えるトレーニング

"コグトレ"はもともと非行少年たちに少しでも力をつけてもらって社会に返してあげたいといった思いから始まったトレーニングである。"コグトレ"とは，「認知○○トレーニング（Cognitive ○○ Training）」の略称で，○○には
　「ソーシャル（→社会面）Cognitive Social Training：COGST」
　「機能強化（→学習面）Cognitive Enhancement Training: COGET」
　「作業（→身体面）Cognitive Occupational Training: COGOT」
が入る。学校や社会で困らないために3方面（社会面，学習面，身体面）から子どもを支援するための包括的プログラムである。

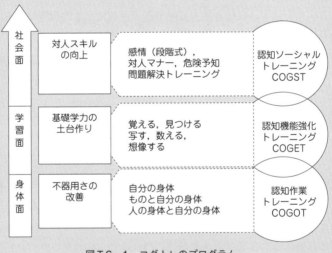

図T6・1　コグトレのプログラム

現在の学校教育は国語や算数といった教科教育が主であるが，私的には社会性こそが教育の最終目標ではないかと考える。勉強だけでできても社会性に問題があればこの社会でうまく生きていけないばかりか，犯罪に繋がる可能性もある。IQが高くても，これをやればどうなるか？といったことが予想できない子どもたちがいる。また感情コントロールがうまくいかなければ正常な判断ができなくなる。もちろん勉強はできるに越し

たことはない。勉強への挫折が非行化につながるケースも多くみてきた。それには学習の土台となる見る力，聞く力，想像する力をつける必要がある。さらに身体面への支援も欠かせない。身体的不器用さは周囲にばれて自信をなくしイジメのきっかけになることもあるからである。したがって社会面，学習面，身体面の3つの方向からの子どもの理解と支援が必要なのである。コグトレはそれらを支援する包括的プログラムで現在，学校，医療機関，児童デイサービスなど多くの機関で使用されている。

　また，実際にコグトレを体験できるワークショップを随時開催しているので，関心のある方は「コグトレ研究会」ホームページ（http://www.cogot.net/）をご参考に。

【宮口幸治】

★Topic─7　絵本のストレスコーピング　心を癒す絵本と音楽の力

　絵本には「癒しの力」があるといわれる。絵本はその親しみやすさから読む人に幼い頃の記憶を甦らせ，温かな気持ちを思い起こさせる。またイメージ力を掻き立て，コミュニケーションツールとしても役立にたつ。

　筆者は小児病棟に長期入院する子どもたちへの心理ケアに長く携わった経験がある。子どもたちの抱える不安やストレスを軽減する手だてとして絵本の読み聞かせを中心とした読書療法を取り入れ，その効果を実感した。また10年にわたる小学校や中学校のスクールカウンセラー時代にも，不登校生徒の家庭訪問をし，面接する際の会話の糸口として絵本の読み合わせを活用した。「絵本を媒体にそれまで押し黙っていた生徒やその親御さんから様々な思い出話が語られるようになった。ある日，小学校の頃劇で演じた『北風と太陽』の絵本が好きだという不登校の中学生との会話の最中に『私が北風だった』と自省し，涙を流された親御さんがいた。『絵本の力は凄い！』と筆者は胸を打たれた。

　絵本を活用した臨床心理面接の前後にP-Fスタディの心理検査を実施し，絵本の効果の客観的な検証も行った。週1回，約3ヵ月間で計12回の絵本を媒介とした臨床心理面接を行い，その前後の心理変化を分析した。その結果，情緒の安定度が高まり，一方で攻撃的な傾向が抑制されて事態容認・受容の傾向が高まることが明らかになった。また面接を重ねるごとに自己表出度の向上も見られた。

　それに加えて，生理学的指標でも絵本の読み聞かせの効果を確かめた。5，6歳の幼稚園児を対象に絵本の読み聞かせを行い，その前後で心拍数や鼻部皮膚温を測定したところ，心拍数が下がるとともに鼻部皮膚温が上昇することが判明した。鼻部皮膚温は自律神経系作用の血流変動が要因の温度変化を顕著に表す。これらの結果から，絵本の読み聞かせによって副交感神経系が優位になり，リラックスした状態になることが明らかになった。

　このような経験をもとに筆者は高齢者支援施設や精神障がい者施設などで絵本と音楽を融合させたイベントの活動を行ってきた。絵本の読み合わせとともに音楽を融合させることが，人間の視覚と聴覚，即ち右脳と左脳に好影響を与え，ストレスを緩和する効果があることも生理学的指標を使った実験で明らかになってきた。東日本大震災後，復興地で開催した体験型ワークショップのプログラムの一つに「絵本の読み合わせと音楽」を取り入れたのは，前述のような研究成果があったからである。

震災の1ヵ月後，臨床心理士として自分にできることをしなければという使命感に駆られて，現地に足を運んだものの力及ばないことを痛感した。数ヶ月後に再び現地を訪れ，「傾聴ボランティア」として仮設住宅や避難所を回った時，「今必要とされているのは臨床心理学の専門スキルではない」と実感した。「何かできることはないか」と思いを巡らせ「絵本と音楽」に辿りついた。2012年9月30日，宮城県石巻市にある仮設住宅・大指団地の「大指十三浜こどもハウス」で「絵本とジャズのコラボレーション」イベントを開催した。「絵本の読み合わせとジャズの生演奏の融合によって仮設住宅で暮らす人たちのストレスを少しでも和らげられたら」との願いが込められたイベントだった。以来，同様のイベントを復興地の各所で開催し，震災後に転居した人々をエンパワーしたり，2016年に起きた熊本地震の支援にも目的を広げ，復興地のみならず東京や京都など復興地外の地域でも開催している。

　2017年12月，東京。ジャンルを超えて多くの音楽家，声優が出演し，「熊本地震・東日本大震災復興支援チャリティーイベント」が開催された。メインステージは音楽の調べに合わせて絵本の読み合わせをする「絵本と音楽のコラボレーション」である。東日本大震災を機に始まり，8回目を数えた。

　今後も復興地に暮らす人から震災で転居を余儀なくされた人々まで多くの被災者に絵本の力で癒しを与えていきたい。

【増田梨花】

第**4**部

メンタルヘルスを維持する方法

21章―リラクセーションとストレス解消法／22章―自己の回復
23章―社会的スキルとアケーション／24章―感情を調節する
25章―周囲の人に相談する／26章―心理療法を受ける
27章―精神科の利用の仕方／28章―相談機関の利用の仕方
29章―相談に乗る／30章―職場のストレス管理

21章——リラクセーションとストレス解消法

▶§—1　ストレスとリラクセーション技法

▶▶ストレスの解消法

　日常生活にはさまざまなストレスがある。本章ではそのようなストレスを解消する方法のうち，一人でもでき，覚えやすいものについて紹介する。初めの2つはリラクセーション技法と呼ばれるものである。リラクセーションとは心身の緊張を和らげることである。心の緊張はからだの緊張につながり，からだの緊張は心の緊張につながるというように，心とからだは密接に結びついている。リラクセーション技法は，この結びつきを利用し，からだの緊張を和らげることで心の緊張も和らげようとするものである。3つ目に紹介するのは，気がかりなことがあるとき，気持ちを整理するのに役立つ方法である。リラクセーション技法よりは少し難しいかも知れないが，いろいろ気になることがあって胸がモヤモヤしたり頭がゴチャゴチャしたりするときに試してみるとよい。

▶§—2　漸進的筋弛緩法

▶▶漸進的筋弛緩法の原理

　まず紹介するのは，漸進的筋弛緩法（または，単に筋弛緩法）と呼ばれるものである。

　「心の緊張を和らげよう」と思ってもなかなかうまくいかないことが多い。それどころか，「落ち着かなければ」と思うとかえって緊張が強まるという皮肉な結果になることさえある。また，からだの力を抜こうと思っても，いま以上に力を緩めるのは案外むずかしいものである。そこで，次の2つがリラクセーションの原理となる。①心の緊張を和らげようと思わなくても，からだの緊張を緩めれば自然に心の緊張は和らぐ。②からだの緊張は，いったん強く緊張させてから緩めると緩みやすい。

142　第4部　メンタルヘルスを維持する方法

▶▶漸進的筋弛緩法のやり方

漸進的筋弛緩法にはいろいろなやり方があり，次に述べるのはその一例である（徳田, 2007）。これだけが漸進的筋弛緩法というわけではない。

この方法の基本は，まず，からだのいくつかの部位に意図的に（わざと）力を入れ（約10秒），その後，ゆっくり力を抜いて休める（約15〜20秒）ということである。そのときのコツは次の２つである。①力を入れるときは思いきり力を入れる。②力を抜いたら，力が抜けた感じをじっくり味わう。

たいていの場合,力を抜いた部位が暖かくなってくるので,「力が抜けた感じ」よりも「暖かくなってきた感じ」を味わうつもりでやるとよい。暖かくなるのは毛細血管が拡張して血行がよくなるためで，これはからだがリラックスしてきた証拠である。

力を入れる部位は，手，腕，背中などいろいろある。図21・1を見ながら要領を飲みこんでほしい。

①手：両腕を伸ばし，力いっぱい手を握る（掌を上にし，親指を中にして握る）。
　　→手をゆっくり広げ，そっと膝の上に乗せる。

②腕：①のように手を握り，腕を曲げて手を力いっぱい肩に引きつける。
　　→腕をゆっくり伸ばし，そっと膝の上に乗せる。

③背中：②のように曲げた腕を力いっぱい外に広げる（背中を折りたたむようなつもりでやるとよい）。　　→腕を戻してゆっくり下げ，そっと膝に置く。

④肩：首をひっこめて，力いっぱい両肩をあげる。　　→ゆっくり力を抜く。

⑤首：首を右側に力いっぱいひねる。　　→ゆっくりもどす（左側も同じようにする）。

⑥顔：口，目，顔全体を力いっぱいギューッとすぼめる。　　→ゆっくり力を抜く（口をポカンとあける）。

⑦お腹：お腹に手をあて，その手を押し返すようなつもりでお腹に力を入れる。　　→ゆっくり力を抜く。

⑧足 a：両足を前に伸ばし，爪先を水平に力いっぱい伸ばす。　　→力を抜く。

⑨足 b：aと同じように両足を伸ばし，爪先を上に力いっぱい曲げる（足の甲を反らす）。　　→ゆっくり力を抜く。

⑩全身：全身に力を入れる（②④⑥⑦⑧を同時におこなう）。　　→ゆっくり力を抜く。

上記のことをすべてやらなければいけないということはないので，都合によってはいくつかを省略してもかまわない。

▶▶**漸進的筋弛緩法の活用法**

この方法をどういうときにやればいいかについては，やれるところならいつでもどこでもかまわない。寝る前にすると，寝つきがよくなるかもしれない。面接試験前にやると，緊張や不安がいくらか和らぐかもしれない。勉強の前にやると集中力が増すかもしれない。ふだんから，「心の体操」のつもりでおこなう習慣を身につけると，気持ちの安定，集中力などが全般的に増す効果も期待できる。

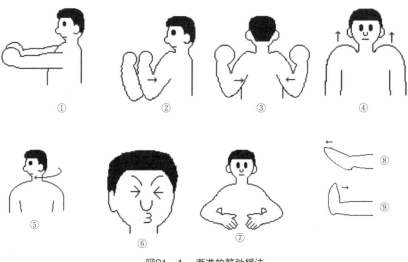

図21・1　漸進的筋弛緩法

▶ §—3 イメージ呼吸法

▶▶**呼吸という身体活動**

呼吸が心身をリラックスさせることは古くから知られており，座禅やヨーガなどでは呼吸が重視される。呼吸の利点は，リズムや深さをある程度自分で調整できる点にある。これは呼吸が自律神経系（意識的にコントロールできない神経系）と中枢神経系（ある程度意識的にコントロールできる神経系）の両方に関わ

っているからである。呼吸が心理的な要因によって変化することは，日常の経験からよく知られている。呼吸は不安や緊張を感じると速く浅くなり，落ち着いている時はゆったりと深くなる。前者のような状態では「息苦しい」と感じられる。

▶▶イメージ呼吸法のやり方

　呼吸法にはいろいろなやり方があり，息の吸い方や吐き方を細かく指示するものもあるが，ここでは，あまり細かなことを気にせず比較的簡単に呼吸調整ができるイメージ呼吸法を紹介する（徳田, 2008）。まず，椅子にやや深めに座って，手足や背中の力を「軽く抜く」というつもりでからだの力を緩める。次に，目を閉じて，「気持ちのいい空気を胸いっぱい吸えるとしたらどんな場所がいいだろうか」と考えてみる。海辺，森の中，草原，山の上，ビルの屋上，心地よい部屋の窓辺など，好みの場所を思い浮かべればよい。現実に存在する場所でも想像上の場所でもかまわない。場所が思い浮かんだら，今その場所にいるようなつもりで（その場所にいることをイメージして），おいしい空気をたっぷり吸えるようにゆったり息をする。時間の制限はとくになく，好きなだけ続ければよい。また，心の中で好みの場所を思い浮かべることができるなら目をあけたままでもよいが，一般的には目を閉じた方が想像しやすいであろう。

▶▶イメージ呼吸法の活用法

　先に述べたような呼吸ができる場所ならどこでもよいし，気が向けばいつしてもよい。時間も1，2分だけでもかまわない。気持ちが落ち着いたり，楽になったり，すっきりしたりという効果はそれくらいの時間でも実感できる。もし，1，2分続けても何の効果もないと感じられるなら，今の自分にはその方法は合わないと考えてやめればよい。具体的な活用法としては，たとえば，試験前や，人と会う前など，不安や緊張を感じている時，寝る時などがある。電車やバスの座席でもできる。

▶ § ― 4　気がかりの整理法

▶▶日常生活における気がかり

　日常生活の中でいろいろと気になってしまうことがよくある。たとえば，「明日までにこの仕事を片づけなければならないが，間に合うだろうか」「午後か

21章　リラクセーションとストレス解消法 ｜ 145

ら人と会わなければならないが，ちょっと気が重い」などである。次に紹介するのは，そのような気がかりを整理し，気持ちを落ち着かせるのに役立つ方法である。片づけなければならない仕事などをなくせるわけではないが，気持ちが落ち着くと，その分だけ仕事に取り組みやすくなるであろう。

▶▶気がかりの整理法のやり方

ここで気がかりの整理法について述べる（徳田, 1997）。まず，この方法の基本的なやり方は次の2段階からなる。

①列挙： 気がかりなことを「思いつくまま」「順不同に」紙に書く。

②配列： それを，気になる程度が強い順に並べる。

試験前，いろいろな科目がいっぺんに気になってどれも手がつかない，という場合を例に取ると，まず，自分が受ける科目を「○○学」「△△学」という具合に紙に書き出す（配列するためにはカード式がよい）。書き終えたら，いちばん気になる（気持ちの負担が大きい）ものから順に並べる。「どっちもどっち」で順位をつけがたいものがあってもかまわない。「主観的・感覚的・直感的に」「一応の・おおよその」の順位がつけばよい。

これはストレスのもとになっているものを整理してみるということである。気になることを「あれもこれも」といっしょくたにせず，一つひとつ数え上げて整理してみると，それだけでも負担感がいくらか軽減されることがある。また，このような整理によって事態を客観的に評価しやすくなる。

▶▶気がかりの整理法の応用例

〈応用例1〉 学校や勤務先で「人間関係がうまくいかない」と感じている場合，うまくいかないと感じている人物は「具体的に誰々か」を思いつく順に「○○さん」「△△さん」と書き，それらの人物をうまくいかない程度が重い順に並べてみる。比較的うまくいっている人物，かなりうまくいっている人物，どちらとも言えない人物などについても同様にしてみるとなおよい。このような場合，「たいていの」人とうまくいかないとか，うまくいかない人が「たくさん」いるとかいう曖昧なとらえ方ではなく，「具体的に何人か」「具体的に誰々か」を確認するところがミソである。「どの人とも同じように」うまくいかないということは，あったとしても稀であるし，うまくいかない人が大勢いたとしても，うまくいかない度合は人によって多少は違うはずなので，それをていねいに考えてみることが大切である。これは，ストレスのもとになるものをできる

146 ｜ 第4部 メンタルヘルスを維持する方法

だけ明確にすることである。

〈応用例2〉 何か気が重いことがある場合，そのことの「何が」気を重くしているのかを順不同に書き，それを重大な順に並べてみる。学校に行くのが気が重い，という場合を例に取ると，気の重い理由を考えて，①「学校に行くと会いたくない人と顔を合わせる可能性がある」②「授業での発表の準備が充分できていない」などを書き出し，順位づけとしては，②も気になるが①のほうがずっと重大だ，という風に考えるのである。この場合，①や②が気の重さ全体に占める割合を考えてみるのもいい方法である（気になる感じ全体を10とすると，7くらいを①が占め，残り3くらいを②が占めている，など）。

〈応用例3〉 次は，自分にとって困る事態を避けられないような場合の対処である。大学生が4年で卒業できなくなったことで困っている場合を例に取ろう。この場合，「もしそうなったとして，具体的に何が困るか」をこれまでの例と同様に考えてみる。そして，例えば①「プライドが傷つく」②「母親から責められる」③「経済的に負担がかかる」④「就職に不利益になるかも知れない」などを思いついたら，それに順位をつけてみるのである。

★読書案内★

中野敬子（2012）ストレスのトリセツ（取扱説明書）——自分でできる認知行動療法. 遠見書房

【徳田完二】

22章——自己の回復

▶ §—1 自己の回復と支援

▶▶自分があるとは

　カウンセリングや心理療法の目的はごくおおまかにいえば，自己の回復にある。人生のある時期には，「自分がある，ない」ということが問題になることがある。思春期，青年期のころである。自分がはっきりしなくて，漠然とした不安があり，ひそかに生きにくさを感じる。自傷や摂食障害，あるいは社会的ひきこもりなどの状態などへと状態が悪化する人がいる。一見理解しにくく，一人では解決しにくいこのような問題には，自分が自分である感じ，すなわち自己感が希薄で，不確かであることが背景に潜んでいるようである。

　はたからみると，なぜあんなことを繰り返すのかわからないという問題たとえば，リストカットなどの自傷に苦しんでいる人たちは，切る前の状態について，語りようのない気分の悪さを口にされることが多い。不安は緊張を引き起こす。耐え難い不安と緊張をゆるめるのに，選ばれる一つの行為が自傷ともいえる。他に適切な手段がなくそれが繰り返すことで習慣化してしまい，そこからなかなか抜け出せないようだ（森岡, 2008）。

▶▶心の葛藤

　悩むという心の状態は，対立する志向性が同時にあり板ばさみに苦しむ心的状態，葛藤をさす。葛藤の内容はさまざまなレベルがあり，実存的なものから，日常の生活上の困りごとのレベルまで，人はつねに悩みをかかえているといっても良い。人は悩める存在である。悩むことはきわめて人間的な営みである。

　とくに家族，学校，職場での対人葛藤は，生活のさまざまな場面で経験する。不安と緊張が葛藤状態に伴う。自覚されにくい心の葛藤が蓄積しストレスとなる。怒り，嫉妬，焦燥感，無力感など，否定的な感情が伴う。さまざまな破壊的行動や自傷行為に向かうことがあり，そのため周囲から誤解され，二次的な葛藤を増幅することもある。それらの行動も当事者にとっては葛藤解決のあり

148 ｜ 第4部　メンタルヘルスを維持する方法

方であるが，社会的には容認されがたい。

発達のプロセスで葛藤状態が必然的に強まる時期がある。対人関係の相反する感情，人より親密になりたいという感情と同時に，それが疎ましくなる。親との関係での感情のアンビバレンスはそのような状態の典型である。この葛藤解決には家族を中心とした環境の調整や心理教育が必要である。

心の葛藤は時間の体験に特徴がある。過去の否定的体験，失敗や喪失を悔やみ，そこから離れられない。あるいは先行きへの心配，予期不安にがんじがらめになる。葛藤状態にあるとき，時間の自然な流れが体験されないようだ。

▶▶自己受容

カウンセリングのプロセスの中で，自分がとくに意識されることがある。自分がはっきりするとおっしゃるクライエントが少なくない。このことは，それまでに「自分がなかった」と感じることと裏表の関係である。

カウンセリング面接ではカウンセラーとの応答が自己回復の手がかりとなる。クライエントはセラピストとの会話を頼りに，自己内対話を深める。「クライエントは自分が体験している感じを形容するのに，きっちり的確な言葉を求める。だいたいのところではいけないのだ。そしてこれは確かに彼自身の内部に，よりはっきりしたコミュニケーションを求めているためである」ロジャーズ（1967）はこのように述べる。心理カウンセリングの場では，カウンセラーという他者と話を交わしつつ，自分を見守るもう一人の自分を立て，体験をふりかえり自分なりの意味を確かにしていく。

▶ § ― 2　応答する自己

▶▶自己感の形成

自己感はどのように形成されるのだろうか。環境とのかかわりは切り離せない。自己感の形成プロセスについて，それを描く理論は数多い。その共通項は，対人的環境，とくに人生の初期の養育者との関係を自己感の形成基盤とするものである。とくに自己感の発生を臨床理論の基盤においたのはスターンである。スターンは人が生まれたときから自己感を持つと考える（Stern, 1985）。人はいろいろな感覚器官からの情報をその様式を超えて統合し，関連づける能力を生

22章　自己の回復 | 149

得的に持っていて，それが自己感の基盤になる。生後3週間には，自己が形ある
まとまったものとして感じられる。これは乳児の直接観察から得たスターン
の結論である。

　生得的な基盤に加えて，自己感の形成は他者との応答関係が欠かせない。母
親はおなかの赤ちゃんにも話しかける。生まれてからも，親は赤ちゃんの行
為や表情に意味づけし，解釈する。養育者の情緒応答性（emotional availability）
は自己感のその後の発達の基盤を作る。自己感は他者との応答関係のなかで育
てられる。この応答は型にはまったやり取りではない。遊びによって交わされ，
身体感覚でとらえられるような応答である。

　自己感の希薄化の要因を環境との関係で探ってみることで，臨床での理解に
役立つストーリーを作ることは可能であろう。家族から否定的なフィードバッ
クがくり返され，自分が家族のなかで受け入れられていないという状態が続く
と，自分の感情が正しいのか，極端な場合，自分がほんとうに存在しているの
か自信がもてなくなってしまう。自傷はこのような自己不確実感から逃れるた
めの行為にも見える。

▶▶応答する関係

　Aさんは，学校ではどこでも黙ったままで，教室でじっとしている。親も心
配して，教育センターに相談に来られた。10歳をすぎた女子である。初回から，
プレイルームのコーナーにある畳のスペースで，ままごとをはじめる。私もそ
のコーナーに近づくと，Aさんはスペースをさらに折りたたみ式，木製の敷居
で仕切る。私は「結界（けっかい）」のようなものだと思った。「ここからはぜ
ったいはいるな」とAさんの顔に書いてある。しかし，一方でこちらの動きを
探っているような，ためしているような感じもする。

　彼女は小さなテーブルを用意し，ミニアチュアのケーキや果物，ジュースを
黙々と並べている。彼女の姿も，やっていることも丸ごと見えるのだけれど，「結
界」があるために，こちらは敷居の外で近づけない。私は内心とまどいながら
もそこにいっしょにいようとする。Aさんは黙っている。数分間こちらも黙っ
たままいっしょにいる。「結界」をはさんだままであるが，二人の間に最初あ
った緊張が少しゆるんだような気がする。そのとき，Aさんはままごとの手を
ふとゆるめ，こちらに手をさしだす。手のひらには果物が一つ。チェリーのよ
うだ。私は「結界」越しで受け取る。赤い。ほんとうに甘酸っぱい，香りを感

150 ｜ 第4部　メンタルヘルスを維持する方法

じた。「へー…ありがとう」と私は語りかける。二人の間にある敷居はそのままだけれど，抑制のきいた静かな時間。しかし動的で味わい深い空気が流れる。

自己の回復には，他者がいることが欠かせない。もちろんただそこにいればよいということではない。相手とつながりを持とうとする応答する他者としてそばにいる。まずは守られた安心の場を作ることが出発点である。ところが，Ａさんは誰からも侵入されない，秘密を守った場所であるプレイルームで，その隅にある特別に仕切られた畳のコーナーが身の置き場所であった。しかもそこをさらに敷居で囲む。Ａさんの心の状態を雄弁に語っている。Ａさんは私から遠い。その距離が変化する。敷居を挟んで向こうへと超え出る瞬間がある。Ａさんが私を認めた瞬間である。

▶ § ― 3　カウンセリングと自己の変化

▶▶情動体験への注目

カウンセラーは今ここ（here and now）に感じられる情動の体験に焦点づける応答を共同で作っていく。情動体験が自己回復への手がかりになるのはなぜだろうか。一人で自分をふりかえるだけでは，変化は定着したものとならない。変化を認知レベルだけでなく，全身体的に納得することが必要である。情動体験がそういう体験へつなぐ。

情動が表現され他者に共有されることが発達的，臨床的に意味を持つ。一つの情動を感じると，次にその情動が内省されある発見につながる。はじめの情動と，それに触発された別の情動が生じる。情動体験は一次的な情動に対する二次的なふりかえりを含み，内省のプロセスを生むものである。

このプロセスを促進させることがカウンセリングの基本原理である。そのために傾聴する他者が必要である。クライエントの情動体験のどの部分をとっても矛盾対立する動きがあり，それらのどちらかではない。一つの情動が言明されたら，カウンセラーは受け取りつつ，それとは異なる感情も可能性として含まれているととらえ，応答していく。他者との関係で人は悩み苦しむが，他方でその解決には他者との関係が欠かせない。カウンセラーはこの他者の一人と

22章　自己の回復│151

してクライエントのそばにいようとする。

▶▶適切な自己関係性を作る

　会社員20歳代後半のBさん（女性）は職場での過労が一つの要因となり，長期のうつ状態におちいり，休職中である。その面接の後半に入った頃，次のようなやりとりがあった（Th.;面接者）。

　B1自分にとっての仕事のイメージはまだ空っぽ。もう復帰できないのではと思ってしまう。とにかく自信がない。

　Th.1復帰する自分が想像つかない。

　B2自信がないというよりもう少し冷静に，自分にはその能力がないと思える。

　Th.2何でも一人ででき，やってきたBさんが，自分ができないというその感覚は大切だと思う。

　B2何でもやれるこうありたい，格好のいい自分というのは確かにイメージにあったけれど，いつもどこにいても試験を受けているみたいで，あれでは続かなかったなあと思う。

　Bさんは「自信がない」（B1）というが，面接者の応答（Th.1）を経て次に「自信がないというよりも自分にはその能力がない」（B2）と前の言葉をさらに吟味し，異なった意味に転じる。Bさんは自分ができないという感覚の大切さということの意味についてその後探求するようになる。

　Bさんの場合，うつ状態におちいったときはまた，自分が生きていくことと仕事とのつながりを問いはじめたときでもある。こういった問いは自分の内側での問答をくり返すだけでは袋小路に入ってしまう。そこに介在する他者の視点をいったん経由するというきっかけが，ここで必要なのである。カウンセリングでは，症状や家族関係の話題だけではなく，自分とのつきあい方，いいかえると自己の自己に対する関係がテーマになることも多い。カウンセラーは，相手の語りで共有できる部分と共有しにくい部分を話題にし，ともに無視せずことばにして返していく。

▶▶観察主体を育てる

　面接の場で過度な自己意識に陥ることなく，自己を体験の主体として回復させることは，カウンセリングのプロセスに共通する。自己についてあらたな発見や洞察へといたるのに，自己が自己に関係する主体を立て，体験をふりかえ

り自分なりの意味を確かにしていく。意味行為の主体として，自らを立てる。この主体の回復がカウンセリングプロセスで重要なはたらきをなすと考えられる。否定的な体験も自分と切り離さずとらえなおす。弱い自分を避けずに直面し，受容していくプロセスである。

　カウンセリングにおける変化には，自己の相対化のプロセスが必ず含まれる。自分の内側に二人の自己，すなわち問題を抱えている自己とそれを静かに見つめる自己が，プロセスの中で分かれてくる。自己をいったん外において，他者と共有されるかたちにテーマ化される。他者との対話のなかで，適切な自己関係性が生まれてくる（森岡, 2005）。

　自己関係性，すなわち自己の自己に対する関係が語られることによって，自分を見るもう一つの眼，観察主体が育つ。いいかえると自分に生じる感情をあるがままにみていく暖かい観察視点を，クライエントの内に育てていくことは，多くの心理療法，カウンセリングの共通要因の一つである。

★読書案内★
土居健郎（1977）　方法としての面接，医学書院（新訂版1992年）
梶田叡一・溝上慎一 編（2012）　自己の心理学を学ぶ人のために，有斐閣
河合隼雄（1971）　ユング心理学入門，培風館.
村瀬嘉代子・青木省三（2014）　心理療法の基本——日常臨床のための提言，金剛出版
【森岡正芳】

22章　自己の回復 | 153

23章——社会的スキルとアサーション

▶ § —1　社会的スキル

▶▶社会的スキルとは

　人が環境のなかで適応することとは，すなわち，社会の中，人間関係のなかで適応することだといえる。もし，学校の友人や職場の同僚・上司，家族やパートナーとの関係がうまくいかなかったならば，それはその人にとって大きなストレスとなるだろう。実際に，心理学の世界でも対人関係がその人の心身の健康において鍵となることはよく知られている。「社会的スキル（social skill）」とは，人が他者との関係を向上させたり，維持していくために必要となるスキルである。社会的スキルには実にさまざまなものが含まれ，たとえば，挨拶をする，依頼する，断る，といった比較的シンプルそうなものから，友人を作る，対人的な葛藤を解消するといったより複雑なものまで挙げられる。社会的スキルがあると日々の生活のなかで役立つのはもちろんだが，それにとどまらず，社会的スキルは心の安定にも大きく関わっている。たとえば，社会的スキルが十分でないことは，うつ病や不安症とった心理的な問題とも関連があることが古くから知られている。たとえば，家に一人で籠りがちなうつ状態のある人は，友人がせっかく外に出かけようと誘ってくれても，「興味がないから」とぶっきらぼうに断ってしまうかもしれない。うつといった症状が原因になってこのように社会的スキルを下げてしまうこともあるものの，人との接し方のまずさという社会的スキルの低さが，結果的にうつを引き起こしたり，重くすることがある。この例では，相手に対する十分な配慮のない態度によって，この人はやがて助けてくれる友人を失い，余計にうつ状態を強めることとなるかもしれない。同様のことは不安を抱える人についても当てはまる，対人不安の強い人は，会話中に相手の目を見ることができず，相手はその人が自分に対して関心がないのだと誤解するかもしれない。そうなると，本心では相手と仲良くなりたいと考え，その人なりには相手と会話しようと努力をしても，せっかくの努

154　第4部　メンタルヘルスを維持する方法

力は無駄になってしまうだろう。

▶▶経験が社会的スキルを育む

社会的スキルが不十分になるのには，対人場面での経験の不足が大きい。私たち人間は，他者との関わりを通して，相手との適切な関わり方を覚えていくので，そういった経験が乏しければ，当然のこととして十分な社会的スキルを発達させることはできない。このことは，逆に言えば，経験さえきちんと積めば，私たちが社会的スキルを発達させていくことができることを意味する。つまり，社会的スキルとは学習によって身につけることができる「技術（スキル）」なのだ。

社会的スキルが不十分なのは，すでに述べたように経験不足だけが理由ではない。もともと社会的スキルがあっても，うつ病になったり，社交不安症になったり，もしくは統合失調症を発症することで，もともとのスキルが失われることもあるからだ。仮にそうした場合であっても，社会的スキルを学ぶ場を作ることで，一度は失ったスキルを取り戻したり，新たに必要なスキルを改めて習得することができる。そうして，開発されたのが，社会的スキルを高めるためのトレーニング，社会的スキルトレーニング（SST）である。

▶▶社会的スキルトレーニング

「社会的スキルトレーニングsocial skill training」とは，具体的ないくつかの社会的スキルをピックアップして，実際に練習しながら身につけていくトレーニング・プログラムで，通常，複数の参加者を集めてグループ形式でおこなう。社会的スキルトレーニングではさまざまな技法が使われる。心理教育とは，社会的スキルとはなんであるか，社会的スキルトレーニングで実際に何をするもので，どのように役立つかなどが丁寧に説明される。ロールプレイでは，特定の社会的スキル（例：断るスキル）について，実際にトレーナーやプログラムの参加者を相手に実践する。フィードバックでは，ロールプレイの様子を観察していたトレーナーや他の参加者が，ロールプレイの際の参加者の振る舞いについて，よかった点などを具体的に本人に伝えて励ます。こうしたトレーニング・プログラムを通して，参加者は少しずつ必要なスキルを身につけていくことができる。

23章　社会的スキルとアサーション｜155

▶ § — 2 アサーション

▶▶自他を尊重するコミュニケーション

　さまざまな社会的スキルのなかでも，一般に，特に多くの人々に活用されているのがアサーションである。「アサーション assertiveness」とは自他を尊重する自己表現のことである。つまり，何か相手に対し言いたいことや伝えたいことがあるときは，相手のことも尊重しつつも自己主張していこうというのがアサーションの発想だ。こうしたアサーションについては，心理学や自己啓発に関する多くの一般向けの優れた本が出版され，わが国でもたいへんポピュラーである。現在アサーションは教育，ビジネス，臨床心理学などの幅広い領域で注目されている。

▶▶ 従来のアサーションの課題

　自他を尊重したコミュニケーションという発想が，私たちが社会で生きていくうえで重要なのは間違いないだろう。しかしその一方で，これまで，アサーションでは，"私たちには自己主張する権利がある。だから率直に自己主張してもいいし，していくべきだ"という前提に基づいて，言いたいことを「率直に」言うことが非常に重視されてきた。実際，アサーション・トレーニングでは，「率直に言う」か「言わないか」を主体的に選択することが大切であると教えられ，その間の部分，たとえば婉曲に伝えるといった方法は教えられないという不自由さがあったのだ。これは，従来のアサーションの考え方では，間接的な物言いは，自分自身を押し殺したアサーティブでない自己表現（ノン・アサーティブや受身的自己主張と呼ばれる）につながると考えられていたからである。その結果，アサーションは家族やパートナーとの関係のような比較的腹を割って話し合うことが望ましい関係においては理想的であり得るものの，率直に言うこと自体がリスクを生むような現実生活の多くの場面では用いにくいという大きな課題をはらんでいた。

　従来のアサーションには，さらにもう一つの課題があった。アサーションは，"相手を尊重した"とか，"適切な"自己表現と言われてきたものの，実際のところ，ここでの"相手を尊重する"というのは，たとえば相手のアサーションの権利を認めること，つまり，相手の意見も聞く機会をもつといったことを意味

156 │ 第 4 部　メンタルヘルスを維持する方法

している。もちろん，相手の意見を聞くこと自体は重要であるものの，一般的に言って，相手に発言の機会を与えればそれだけで相手を尊重したことになるのかという点で疑問は残る。同様に，"適切な"ということばの意味は大変にあいまいで，結局のところ，どう自己表現することが適切なのかという基準についてはこれまでのアサーションの理論からは明確な結論が出ていない。そこで，これら2つの課題を解決すべく生まれたのが次に説明する「機能的アサーション」という考え方なのである。

▶ § — 3 機能的アサーション

▶▶機能的アサーションとは

「機能的アサーションfunctional assertiveness」とは，一言で言えば，しなやかで芯のあるコミュニケーションのことだ（三田村・松見, 2010）。機能的アサーションも従来のアサーションと同じように，自分を尊重することと相手を尊重することから構成される。ただし，その意味は従来のアサーションとは異なる。機能的アサーションにおいて，自分を尊重することとは，自分自身が相手との間で達成したいと望むことを，より効果的に達成することである。たとえば，相手に手伝って欲しいときに，実際に相手から手伝ってもらえるような依頼をすることが自分自身を尊重することにあたる。また，相手を尊重することとは，相手の側から見て，こちらからの働きかけ（自己主張など）が「より適切である」と評価されることを意味する。仮にあなたがどんなに相手を想って，アドバイスや支援をおこなっても，相手から見て「やりすぎである」と受け取られたなら，それは相手を尊重するということがうまくいっていないということになる。このように機能的アサーションの発想では，どのように振る舞うべきか（例：率直に言うべき）によってアサーションを捉えるのではなく，結果的に自他を尊重できているかどうかというコミュニケーションの機能によってアサーションを捉える。そのため，機能的アサーションの発想では，常に，今ここで，どのように振舞うべきかを現実的に考え，対人的なアクションを起こしていくこととなる。以降で，自分を尊重するためのヒントと相手を尊重するためのヒントについて簡単に触れよう。

23章　社会的スキルとアサーション ｜ 157

▶▶自分を尊重するためのヒント

　自分を尊重することの最初のステップは,「自分自身にとって最も大切なことが何であるか?」を自分自身に尋ね,それを明らかにすることだ。たとえば,自分は相手と一緒に何かをしたいのか/それともしたくないのか?　相手にどのように動いてもらうことが自分にとって一番なのか?　相手に最も伝えたいことは何なのか?　といったことを自問する。

　次のステップとして,自分がどうしていきたいのかについての具体的な方向性を定めて,それに向けて,今ここで,自分がどのように振る舞うことが効果的であるかを吟味する。たとえば,交際相手にプロポーズをするとき,そこでの目標は相手に「Yes」と言ってもらうことだろう(おそらく,相手に自分と結婚したいと思うくらい自分を好きになってもらうということも含まれるだろう)。そうだとすると,相手の好みや性格,状況を無視して,闇雲にプロポーズをおこなうのは無謀かもしれない。場所を選び,時間を選び,言葉を選んでおこなうことはしばしば有効だといえそうだ。つまり,課題を効果的に達成するためには,準備をすることが大切なのである。

▶▶相手を尊重するためのヒント

　機能的アサーションにおける相手を尊重することの意味は,不必要に相手を不快にさせたり傷つけたりしないということだ。人は誰しも,意図せず相手を不快にさせてしまったり,傷つけてしまったりすることがある。しかし,そうした些細な失敗は,経験を積んだり,もう少しだけ相手の視点からものごとを考えるように努力することで減らしていくことが可能である。つまり,相手を思いやるためのヒントとは,相手の立場からものを考えてみることなのだ。

　中には,相手の立場からものを考えるなんてむずかし過ぎると考える読者もいるかもしれない。しかし,これは超能力によって相手の心を読み取るといった無謀なことではなく,相手のことをよく観察して,相手のことをよく理解するということの積み重ねなのだ。たとえば,両手にたくさんの荷物をもった老人が歩道橋の階段をゆっくりと登り,階段の途中でたびたび荷物を置いては立ち止まっていたとしよう。老人は荷物を階段に置き立ち止まっては腰を伸ばして,拳で腰を叩いている。この情景には,老人の心の声は一切記述されていない。それにもかかわらず,私たちはこの短い情景についての記述のなかから,「きっと荷物が重たくて大変なのだろうな,腰も痛いのだろうな」と相手の置かれ

た状況を理解し，そこから相手の心を推し量ることができる。もし，読者がその場に出くわしたなら，「お荷物をお持ちしましょうか？」と声をかけたくなるかもしれない。まったく違った場面として，スポーツジムで何十キロもあるダンベルを必死に持ち上げる筋肉隆々の青年が居たとする。読者はその場に居合わせても決して「私でよければ，片方お持ちしましょうか？」などと言い出したりはしないだろう。相手の置かれた状況をまずはよく観察し，相手を理解することで，何が相手から見て適切であるかがある程度わかるのである。したがって，機能的アサーションにおいて，相手を尊重するためのポイントは，こちらの立場から見てどういった自己表現が適切かということではなく，相手の置かれた状況をよく観察したうえで，どのようなこちらからの働きかけが適切であるかを相手の立場にたって尊重することなのだ。

▶ § ― 4　まとめ

　この章では，人間関係を円滑にするための技術である社会的スキルとアサーションについて解説した。社会的スキルもアサーションも，私たちが人との関わりのなかで生きていくにはなくてはならないスキルであるものの，これらは練習や経験を重ねることで身につけ，高めていくことが可能である。この章では特に機能的アサーションについても解説した。機能的アサーションとは，しなやかで芯のあるコミュニケーションのことで，自分自身の目的を効果的に達成しようという態度と同時に，相手から見て適切なコミュニケーションを取ろうという態度に基づいている。機能的アサーションのポイントは，第1に自分自身が相手に何を求めているのかという自分自身の心の声に耳を傾け，その達成に向けて柔軟に努力するということだった。そして第2に，相手のことも思いやり，どのようなコミュニケーション方法が相手から見てより適切かを考えて実行するということだった。自分と相手を共に尊重することはアサーションの核であり，また，これは私たちが社会の中で共存していくなかでの鍵でもあるといえるだろう。

【三田村仰】

23章　社会的スキルとアサーション

24章——感情を調節する

▶ § — 1　感情調節と精神病理

▶▶感情とその適応的意味

　感情には，怒り，不安，落ち込み，喜びなど様々なものがある。一般に「感情的な人」という言葉は，「感情に流される理性的でない人」というように，否定的な意味に使われる。また，一般的に感情には，ポジティブなもの（例：喜び）とネガティブなもの（例：怒り，悲しみ）があると捉えられる傾向がある。しかし，感情には生物種の生存上，適応的な機能があるとされていて，たとえば，大きな音が迫ってきたときに恐怖を感じることは，生物がそこから逃げるか戦うかの反応をおこすうえで必要である。また，不安を感じることにより人は将来の危険に対して準備することができる。つまり，本来的に，感情とは私たちに必要性があって備えられた反応であると言えるだろう。

　しかしながら，感情が私たち人間の生活においてごく頻繁に問題を引き起こすことも事実だ。人は不安や恐怖によって，ここぞという絶好の機会を台無しにすることがあるし，怒りに任せて大切な人に辛く当たってしまうこともあるだろう。問題はこうした感情と私たちがどう付き合っていくかということにある。

▶▶感情調節とその障害

　感情調節（emotion regulation）とは，「人がどの感情をいつ，どのように体験し表現するかを調節するプロセス」（Gross, 1998）である。たとえば，学生が教員から抜き打ち試験を課されたからといって，怒って教員に殴りかかることなどまず考えられない。仮に学生は腹がたっても，何らかの方法でそれをこらえたり，怒らなくて済むように工夫することだろう。つまり，人はある状況から感情が引き出されようとするときやそうした感情が引き起こされた時，社会生活をまっとうに送っていくために何らかの方法でそれを調節することを日常的におこなっている。腹を立てた学生は，学校を出てからカラオケで大声でうたって憂さを晴らすかもしれないし，お気に入りのカフェでスイーツを食べなが

160 │ 第 4 部　メンタルヘルスを維持する方法

らそんなことは忘れてしまうかもしれない。この感情調節が適応的におこなえることは，私たちの生活をより安全で建設的なものにしてくれる。しかし，その一方で，私たち人間が不適応的な感情調節を行った場合，それが心理的・行動的な問題へとつながることがわかっている。

現在，精神障害の標準的な診断マニュアルとされるDSM-5（APA, 2015）には，100を超える心理的・行動的な障害が列挙されている。そのうちの40〜75％が感情調節の問題に関連すると言われている（Gross & Jazaieri, 2014）。つまり，感情調節の障害は，さまざまな人間の心理的苦悩を説明する診断横断的な意味をもつと考えることができそうである。

▶▶Grossの感情調節のプロセスモデル

感情調節に関する研究領域は，精神分析における防衛機制の研究とストレスコーピングの研究がその先駆けとなり，後にGross（1998）によって感情調節研究という実証的で包括的な研究領域へと発展した。Gross（1998）は感情調節がどのようにおこなわれるかについて，感情調節のプロセスモデルを提唱している。感情とは，ある状況において，その状況を人が知覚し，それに意味づけし，最終的に行動や感情体験や身体反応として生じたものであると捉えることができる。Grossのモデルでは，この時間軸上のどのタイミングで感情調節がなされるかによって5つの方略があるとされている。

感情という反応が喚起される前の方略（先行焦点型感情調節）としては，ⓐ状況選択，ⓑ状況修正，ⓒ注意配置，ⓓ認知的変容がある。状況選択とは，たとえば不快な出来事が起こっているか起こりそうな状況を避けることなどである。状況修正は，その状況に対して，それが改善するように具体的に働きかけることである。注意配置とは，たとえば，できるだけ不快な情報から目を逸らしたり，よりポジティブな刺激に注意を向けたりすることである。認知的変容とは，たとえば一見，不快な状況について，「これはむしろ自分を鍛える良い機会になる」などのように物事の捉え方を変えることである。特に，状況選択と状況修正は実際的な対応であり，注意配置と認知変容は心理的な対応である。

感情が喚起された後の方略（反応焦点型感情調節）としては，ⓔ反応調整があり，感情が生起してから，それがもつ行動的・体験的・身体的な反応を調節することである。たとえば，怒りが生じても表情を変えない，怒りを鎮めようとする，身体をリラックスさせようとするといったことがこれに当たる。

24章　感情を調節する│161

▶ § — 2　感情調節はいかにして問題となるか

　感情調節というプロセスはそれ自体が問題というわけではないが，すでに述べたように，そのやり方が不適切であったり，そのスキルが不十分であったりすることがさまざまな心理・行動的な問題へとつながる。そこで，不適応的な感情調節についてその方略ごとに見ていこう（Werner & Gross, 2010）。

▶▶不適応的な状況選択

　状況選択の段階で，特に不安症などによって行われる方略は，認知行動療法において伝統的に「回避行動」と呼ばれてきたものである。例として，緊張や恥の感情を避け発表場面を避ける，不潔と思われる場所を避ける，見捨てられる不安を避け親密な関係になりそうになる場面を避けるなどがある。

▶▶不適応的な状況修正

　不適切な状況修正には認知行動療法における回避行動のひとつとで，特に「安全確保行動」と呼ばれるものがこれに当たる。例として，スピーチをする場面において早口で短く話して済ます，不潔と思える状況ではハンカチを使ってドアノブを触るなど直接触れないようにする，関係が深まっていく状況で相手に興味がないようなそぶりをする，などがある。

▶▶不適応的な注意配置

　不適応的な注意配置の代表には，「抑うつ的反芻」と「心配」がある。抑うつ的反芻とはうつ病者に特徴的な思考や注意のあり方で，ネガティブな出来事について解決策を出すことなくぐるぐると考え続けることである。たとえば，試験に失敗した際に，そのことについて「なぜ自分は失敗したのか？」「どうしていつも自分はダメなのか？」といったように答えの出ないネガティブな内容を考え続け，このことがうつ状態を引き起こしたり維持させる。

　心配もまた，抑うつ的反芻とよく似た認知的なプロセスであるが，抑うつ的反芻が過去に焦点を当てるのに対し，心配は未来に焦点を当てる。つまり，これから起こるであろうネガティブな出来事をぐるぐると想像し続けるのである。この傾向は不安症に特徴的であり，研究によれば，人は心配することによって強く不快な感情や生理的な興奮を緩和できることが明らかになっている。こうした心配による不快からの回避は，短期的には効果があるものの，それ自

体で何かの解決策を生み出すわけではないため，結果的に問題を維持したり，むしろ大きくしてしまうことにつながる。

▶▶不適応的な認知的変容

認知変容は基本的には適応的な感情調節となることが多いものの，特に「自己関連づけ」と「非アクセプタンス（体験の回避）」に関しては問題となる傾向にある。自己関連づけとは，何か出来事が起こった際に，「これは私にとって何を意味するか？」を考えることであるが，たとえば試験に失敗したという状況について，「これは私が無能であることを意味する」とか「この試験に受からないなら私の人生はお先真っ暗だ」などと評価することである。また，非アクセプタンスとは，「不安になってはいけない」「もっとポジティブに考えなければいけない」などと評価することである。私たちが最初に感じた不安といった感情を，いわば自然で純粋な感情「一次的感情」と呼んだ場合，こうした自己関連づけや非アクセプタンスは，結果的にいわば人工的で不純な「二次的感情」と呼ばれるものを作り出すことになる。そうして新たに作り出された二次的感情は，元々の自然な感情と異なり，より複雑にもつれた感情であり，その人を抜け出し難い感情のなかへと引き込んでしまう。

▶▶反応調節

一旦，感情が生じた後の段階としては，その感情を表に表さないように努力する「表出の抑制」やその感情自体を再度調節しようとする「感情の抑制（体験の回避）」がある。前者において，ネガティブな感情の表出を抑えようとすると，実際にネガティブな感情自体を抑制することができないばかりでなく，交感神経の活動を亢進させたり，記憶に問題を引き起こすことが実験から明らかにされている。さらに，感情を抑制しようとする場合も，実際にそれはネガティブな感情を抑制するどころか強める傾向にあり，研究からも臨床実践からもこれが問題になることが指摘されている。

▶ § — 3　文脈的認知行動療法

感情調節に関しては実に様々な研究がおこなわれてきているが，感情との効果的な付き合い方として文脈的認知行動療法の有効性が指摘されている。ここでは，そのなかでもアセクプタンス&コミットメント・セラピー（以下，ACT）

を参考にしつつ（Hayes, Wilson, 2012），適応的な感情調節のポイントについて
まとめる。ACTの特徴の一つは，マインドフルネス系の技法と価値ある活動
系の技法という，アクセプタンス（受容）と変化の双方の系統の技法をバラン
スよく有していることおよびさまざまな心理・行動的な問題に対しても診断横
断的に有効とされる点にある（Hayes, Wilson, 2012）。

▶▶ACTにおけるマインドフルネス

ACTにおいてマインドフルネスとは，ⓐ「今，この瞬間」の出来事に柔軟
に注意を向けること，ⓑ感情や思考，記憶，身体の感覚といったものを避けず
にあえて受け止めること（アクセプタンスという），ⓒ思考を間に受けずに思考
から距離をおくこと，ⓓ自分自身の抱える「私」というイメージに縛られずに
冷静に世界を眺めること，という4つの要素から構成される。それぞれの詳細
は割愛するが，全体として，感情にとらわれず，今の瞬間に対して，あるがま
までオープンな姿勢でいることを意味している（**Topic-8**も参照）。

▶▶ACTにおける価値ある活動

価値とは，その人自身にとって，大切にしたいと願う人生の方向性のことで
ある。価値には大きく3つの特徴がある。第1に，価値は他者や社会が与える
ようなものではなく，その人自身が自由に選んだものである。第2に，価値は
ゴール地点のあるものではなく，進んでいきたいと願う方向性のことである。
第3に価値は感情ではなくアクションに関するもので，「幸せになりたい」，「自
信を持ちたい」といったことではなく，「このような姿勢で生きていきたい」，
「こんな風に振る舞いたい」といったものである。ACTではこの価値というそ
の人の人生において進むべき方向性を明確にし，人がその価値に沿って，感情
に邪魔されることなく歩んでいけるよう促していく。

▶ §—4　適応的な感情調節のためのポイント

最後にACTを参考にしつつ適応的な感情調節を3つのステップで考えてみ
よう。

▶▶それに気づき，距離を置くこと

感情とうまく付き合っていくうえで，まずは自分自身のなかにどのような感
情が生じているかに気づくことが大切である。その際に，自分自身の呼吸に注

164 ｜ 第4部　メンタルヘルスを維持する方法

意を向けたり，自分自身の中にある感情を振り払おうとせずにそこに居させておくようなマインドフルネスの方略が役立つだろう。

▶▶変えられることと受け入れるべきことを見極めること

　自分自身が置かれた状況において，努力によってコントロール可能なことと，そうでないことを見極めることは重要である。たとえば，コンビニの店員が気にくわないとき，その店員をやめさせることはできないが，立ち寄るコンビニを変えたり，時間帯を変えたり，場合によっては店員の行動に実際に落ち度がある場合には，アサーティブに本人にそれを指摘し修正を求めたり，店長に指摘することは可能かもしれない。また，試験に落ちた際に，「これを教訓にもっと頑張ろう」というように認知を変化させられる場合もあれば，試験に落ちたことに意識が囚われ却って抑うつ的反応に巻き込まれる場合もあるだろう。前者の場合には，思考を変えればいいし，後者の場合には無理に思考を変えようとせず，マインドフルにそうした思考を受け流し，次に自分がすべきことを明確にすることが有用であるだろう。

▶▶価値と長期的な目標に向けてアクションを起こす

　感情調節は，その人の価値に沿った方向性でおこなう必要がある。「自分自身の人生にとって何がもっとも大切か？」という自分自身の価値を理解することで，私たちは，感情が生じたときに，その感情とどう付き合っていくべきなのかを効果的に選ぶことができるだろう。

　ここで示した3つのステップは，あくまでも暫定的な提案ではあるが，私たちが自分自身の感情と上手に付き合っていく上での1つのヒントとなるだろう。

【三田村仰】

25章——周囲の人に相談する

▶ § — 1　心の問題の解決法

　心の問題の解決法には，どのようなものがあるだろうか。時が経つにつれて自然に回復していく（「日にち薬」）のであればそれでよいが，いつもそうとは限らない。そこで自分なりの対処の解決法を試みる。それには「逃避・退避」（放っておく，忘れる，寝てしまう），「自己受容」（これでよい，自分を大目に見る），「快の行動をとる」（食べる，買い物をする，体を動かす，寛ぐ），「環境を変える」（転校・異動・転職・海外移住），「信仰を持つ」，「書物と対話する」といった自助の方法と，「人に相談する」，「医療機関で薬物治療を受ける」といった他者に援助を求める方法がある。

　本章では，人に相談することについて取り上げる。人に相談するにも，身近な人に相談する場合と「心の専門家」に相談する場合とがあるが，後者については次章で取り上げる。

▶ § — 2　相談力

▶▶報連相

　新入社員に対して行われる研修でよく耳にする言葉に「報連相（ほうれんそう）」がある。「報」は報告，「連」は連絡，「相」は相談である。

　上司　「この前のあれはどうなった？」

　部下　「あれですか，あれはもう終わりました」

　上司　「終わったならちゃんと報告しないとだめじゃないか」

　報告を怠ると例えばこんな風に叱られるかもしれない。部下にすればうまくいったんだから「もう終わったこと」なのかもしれないが，組織で動くときには報告が必要である。また，約束の時間より遅くなるのに連絡もしないようでは信用を失うだろう。そして，一人で抱えるには大変な事態になってもなお自

166 │ 第 4 部　メンタルヘルスを維持する方法

力のみで解決しようとして結局失敗したとしたらどうだろう。「どうして相談しなかったんだ。相談してくれれば，ここまでひどい状況になる前に何とか手が打てたのに」と言われるだろう。

▶▶相談することの意義

今挙げた例で共通しているのは「自己完結」である。自力ですべて解決しようとし，解決がつけばそれで終わり。自力で解決できない場合は，さらに一人で抱え込む。しかし，多くの仕事は人との「間」で行うものである。困難が大きいために自分一人だけで解決できないのは，決してその人の弱さではなく，人として当然のことである。一人で解決できないときには人の手を借りるのも悪いことではない。

交流することは閉塞状況，膠着状態から脱却するヒントにつながる。一人で考えていても，異なる発想はなかなか出てこず，堂々巡りに陥ることはよくあるが，それを他者性，異質性が打ち破ってくれるのである。このままだと先細りで行き止まりのように感じていたことが，話すことで対処法のヒントをもらえたような気がすれば，相談して良かったと思えるだろう。

▶▶相談力とメンタルヘルス

その意味では，人に援助を求める力，相談する力も精神的健康さの一つと言える。もちろん，何でもかんでもすぐに人の手を借りるのは依存的過ぎるが，困った時に人から援助を引き出す力も力の内，ということである。本章では，「困ったときに他者に適切に相談する力」を「相談力」と呼ぶことにする。

▶ § ― 3　相談をためらう心理

▶▶相談するのが苦手な人

相談する力を持つことはよいことだと言っても，実際には人に相談するのが得意な人と苦手な人がいるだろう。苦手な人は，「相談するのはよいことだ」と言われても，それだけでは相談に行くことが難しい。「人に相談するのは最終手段」とばかりに悩みを内側に溜め込み，二進も三進もいかなくなってから初めて相談する人もいる。逆に得意な人からみれば，苦手な人がなぜ苦手なのかが分かりにくい。「もっと早く相談しに来てくれれば，その分早く楽になれるのに」と思うのだが，苦手な人にとってはなかなかそうはいかないのである。

そこで，相談をためらう主な心理についてまとめてみよう。苦手な人にとっては，自分はどういう点で苦手なのかを自覚できれば，相談に踏み出しやすくなるかもしれないし，得意な人にとっては苦手な人の心理を理解しやすくなると考えられるからである。

▶▶相談をためらう心理

① 相談相手を選ぶことの難しさ　　周囲の人に相談しようと思えば，相談相手を適切に選ぶ必要がある。しかし，「適切に」って何だろう。確かに，相談した後で「この人に相談するんじゃなかった」，「相手を間違えた」という後悔の念を抱くことがある。選ぶのに失敗して傷つきたくないという気持ちが働くのもわからなくはない。

② 相手への遠慮　　いざ相手に近づいて行っても，その場で遠慮してしまうこともある。「相手に負担をかけるので申し訳ない」，「迷惑に思われるのではないか」，「みんな自分のことに忙しくて，タイミングが難しい」という理由を相談しない理由に挙げる人もいる。子ども時代に職員室に担任教師を尋ねたが，先生が忙しそうにしていたので，声もかけずにすごすごと帰ったという経験がある人もいるのではないだろうか。また，「テーマが重すぎて，相手もどう受け止めていいかわからず，困ってしまうだろう」と相手への気遣いから相談できないこともある。

③ 相手の反応が怖い　　「こんなことを言ったらどう思われるか」と相談相手の反応が怖いという気持ちもある。「嫌われないか」，「真剣に聞いてくれるのか」，「そんなことで悩んでいるの？と言われないか」，「心の中では，くだらない悩みだと思われているのではないか」といった不安である。

実際，「あなたよりもっと辛い思いしている人はたくさんいるよ」とか，「君が普段から注意していないからそんなことになるんだ」と言われることもある。相談したのにわかってもらえなければかえって傷つくから，怖くて相談できないのである。そこで傷つかないように予防線を張って，冗談めかして友達に軽く言ってみて反応を見る人もいる。だが，冗談めかしてだと周りも真剣に受け止めてくれず，悲しくなるようなこともあるだろう。

④ 秘密を守ってもらえるのかが不安　　一人の相手に思い切って打ち明けたことが，翌日には周囲の人に知れ渡っていたらどうだろうか。人間不信に陥るのも無理はない。相手が実際には秘密を漏らしていなくても，後日その相手

がまた別の人と談笑している姿を目撃すると，自分のことを話題にして笑っているのではないかというような不安が湧いてくることもある。相談することにはリスクが伴うのである。

⑤　自分をさらけ出す怖さ　　周囲に漏らされなくても，自分をさらけ出す怖さや恥ずかしさもある。「自分の弱いところや不安なことを人に話すと，劣等感と羞恥心に苛まれてプライドが傷つく」，「自分をさらけ出している自分を認めたくない」，「人に相談したら，弱みを握られているようで，嫌で嫌で仕方がなかった」と訴える人もいる。

⑥　依存することへの抵抗　　「なるべく自分で解決していきたい」，「自分で解決する他はないと思う」と言う人もいる。自分でできることは自分でやらねばという自立心は，もちろん大人として必要なことだ。だが頼ってもよいことなのに頼れないのは，逆に大人なのかどうか。

依存することは相手から支配される恐れを引き起こすことがある。例えば，相談した相手から「こうしてみたら」とか「私はこうやったらうまいこといったから，あなたもやってみてごらん」と助言されたらどういう気持ちになるだろう。目からうろこで感謝することもあるだろうが，言われたとおりにやらないと相手に悪い気がしてくることもあるだろう。特に出来もしないことを助言されたときの負担は大きい。あたかも相手に取り込まれてしまうような感覚になる。「ありがとう，考えてみる」といった逃げるスキルがあればよいが，それが使えない状況もある。そして実際に，「折角言ってあげたのにやっていないのか」という態度を取る人はいるものである。そうなってしまうくらいなら，最初から依存しないほうが賢明だと考えるのであろう。

あるいは，自分の依存欲求の際限なさに対する恐れから依存できない人もいる。「普段は人に頼らないようにしているが，一旦人に頼りだすと自分をすっかり投げ出してべったりと依存してしまいそうで怖い」と感じるのである。自分がなくなってしまうような感覚といえばよいだろうか。

⑦　うまく言えるか　　人に頼ることができたとしても，相談の場合は何も言わなくてもわかってもらえるわけではない。言葉を使って状況や自分が抱えている困難，それに伴う自分の気持ちを伝えなければならないが，それは誰もが得意なことではない。「うまく言葉にならない」，「整理された形で言えるかどうか不安」，「自分の中で言葉になっていても，面と向かったときにちゃんと

言えるかが心配」,「泣き出して何も言えなくなってしまうのではないか」といった気持ちから相談を躊躇する人もいる。

⑧　言っても仕方がない　　最後は,相談することの効力への疑いである。「自分のことなんだから話したって…」,「私のことを知らないくせに,言ったからといって何がわかるの?」,「相手にとってはどうせ他人事だ」と言う人もいる。

しかし,平成27年厚生労働省労働安全衛生調査の結果によれば,「実際に相談したことがある」労働者のうち,ストレスが「解消された」とする労働者の割合は31.1%,「解消されなかったが,気が楽になった」は59.2%であるから,およそ9割の人が相談することで何らかの手応えを得ていることも知っておいてよいだろう。

▶ §―4　自分の心を開く勇気

▶▶相談は勇気ある行為

このように見てくると,相談力は,相談相手を見分けて信頼する力,自分自身の中に湧いてくる様々な感情を自覚して制御する力,勇気をもって自分を開く力から成り立っていることが分かるだろう。決して「相談は弱い人のすることだ」とは言えない。相談力とは,相談できる強さを指す言葉である。

その強さは高めることができる。実際に勇気を出して相談し,受け入れてもらえたという体験をすればそれがさらに勇気につながるだろう。また,自立についての考えを鍛えておくことが,自分を開く勇気を高めることにつながるだろう。そこで最後に,自立に関わる二つのテーマを取り上げたい。

▶▶自立と依存

「相談したって結局決めるのは自分だけど,だからといって人に頼っていけないわけではない」と言った人があるが,まさにその通りである。相談を実行に移すには,自立と依存の葛藤をどう乗り越えるかというテーマが横たわっている。自立とは人に一切依存しなくなることではない。依存は自立の過程と併存し,成長とともに依存性自体も成熟していくのである。

「自立した人は,自分でできることは自分でする。自分ひとりでできないことは人に頼ることができる。ただし,頼る相手を選び,頼ることへの様々な感

情を自身で制御し，相手に頼り過ぎないように配慮し，頼ったときには感謝の気持ちを忘れずに伝える」。成熟した依存性とは，おそらくこういうことである。

▶▶自立と孤立

　相談に踏み切る力のもう一つは，人と交流できる力である。人との交流は類似性や共感性によって安らぎを与える面もあるが，他者性への直面も伴う。他者性は，この章の最初にも述べたように，膠着状態の打破につながるものである一方，自己愛が脅かされる危険も持っている。そのためその脅威を避けるために人付き合いを回避する人もいる。「傷つくくらいなら一人のほうがいい」というこの戦略はある程度成功するかもしれないが，他方，人によって心を癒されることがないため，孤独感が付きまとう。

　河合（1980）は「自立と孤立とは異なるものである。自立した人は他人との交際によって個としての存在を脅かされないので，交際を拒否することはない。自立があやふやな段階では，他人との交際が難しいので孤立してしまうことになる。」と述べている。ここでいう交際とは，社交的に振る舞い，出来るだけ多くの人と幅広く付き合うべきだという意味ではなかろう。誰か一人でも，心を開くことのできる相手がいればよいのである。現在孤立している人にとっては難しく聞こえるかもしれないが，手を伸ばしてくれる人に自らの手を伸ばす「勇気」を持つことで，道が開ける可能性があることを知ってほしいと思う。

★読書案内★

河合隼雄（1990）　こころの天気図　毎日新聞社　第7章
竹内健児・小林哲郎（1997）　生活の中に学ぶ心理学　培風館　15章

【竹内健児】

26章——心理療法を受ける

▶ §—1 身近な人への相談と専門家への相談

▶▶身近な人に相談することのメリットと限界

　人に相談するにも身近な人に相談する場合と心の専門家に相談する場合とがある，と前章で述べた。それぞれの持つメリット，デメリットは何だろうか。身近な人に相談することのメリットは，普段の自分の様子を知ってくれていることが挙げられる。すでに親しい人だからこそ信頼でき，話しやすいと思えるのである。その限界は，まず「身近に頼れる人がいなければ相談できない」ということがある。また，助けを求められる相手はいても，相手がその要請にうまく応えられるかどうかは別問題である。助けを求められた側が，「助けたいという気持ちはあるが，素人の我々には問題が難しすぎて，どう助けてあげたらよいかわからない」と困惑することもあるだろう。

▶▶心の専門家に相談することのメリット

　逆に，心の専門家に相談することのメリットは，心の問題についての知識や経験が豊富であること，対話を進めていく態度やスキルが鍛えられていること，そして，日常生活と切り離して相談できることが挙げられよう。最後の「日常と切り離して」というのは，「こんなことを周りの人に口に出して言ったら，なんと思われるか。他所でできる話ではないので」と言う人がいることを考えればわかりやすいだろう。秘密の話，自分の「みじめな」話，他の人への否定的な感情などを親しい人に打ち明けると，それまでの良い人間関係や安定した人間関係が壊れてしまう危険があるが，相談相手が非日常的な存在であるなら，そうしたことも話しやすくなる。

172　第4部　メンタルヘルスを維持する方法

▶ § ─ 2　心理療法

▶▶心理療法とは

　心理的な問題の専門家への相談は，心理カウンセリング（あるいは単に「カウンセリング」）や心理療法と呼ばれる。カウンセリングよりも心理療法の方が病気の治療というニュアンスが強くなるが，ここではほぼ同義のものとして話を進める。そして，「心理療法とは，心および心身に苦しみを抱えてその解消を望む人に対し，その苦しみを深く理解することを通して，その人が自らその苦しみを乗り越えていけるように臨床心理学的側面から援助する，心の作業である。」と定義づけておく。

　心理療法を受ける側は，「クライエント（来談者）」と呼ばれることが多い。何らかの精神疾患があって医療機関で心理療法を受ける人は「患者」と呼ばれるだろうが，心理療法を受ける人は病気の人ばかりではない。自分の性格や生き方の悩み，育児・子ども虐待・DV・離婚といった家庭内の悩み，不登校・いじめといった学校関連の悩み，職場不適応やキャリア上の悩みなどを抱える人はそれ自体病気ではないが，心の面で何らかの生きづらさを感じ，それに苦しんでいる人である。そうした人はすべて心理療法の対象となる。

　支援する人は，「カウンセラー」や「心理療法家」「サイコセラピスト」と呼ばれる。専門的な心理士の資格は複数あるが，主要なものとして，公益財団法人日本臨床心理士資格認定協会が認定する「臨床心理士」がある。1988年に誕生して以降，民間資格ながら公的機関にも認められる資格となっている。それから30年を経て，「公認心理師」という国家資格がようやく法制化された（2017（平成29年）年9月15日施行）。

▶▶心理士と医師との違い

　心理士と精神科医は何が違うのか。第一に，先述したように，医師が対象とするのは病気の人だけであるが，心理士が対象とするのは心に悩みを抱える人すべてである。第二に，心理士は医学的な診断名をつけることも，それをクライエントに告げることも法律上許されない。第三は，これも法律上のことであるが，心理士は薬物療法は行えない。心理士が行うのは心理療法であり，心理学的な意味での心理検査である。

26章　心理療法を受ける｜**173**

ところで，精神科医にも様々な考えの人がおり，それによって治療法も異なってくる。「精神疾患は脳の病気である」という立場に立つ医師は，心理療法の価値は認めず，薬物療法が中心となる。あるいは，精神疾患には心理的なものも関与するので心理療法の価値は認めるが，自分自身は行わず，心理士に任せるという医師もいる。あるいは普段の診察の中で，やや長めに患者の話を聞くという形で心理療法を行う医師もいる。（ただし，心理士による心理療法が1回50分程度であるのに対し，医師が診察の中で行う場合は15〜20分程度が限界である。）さらには，診察とは別に心理療法家として開業し，1回50分程度の心理療法を行っている医師もいる。

▶▶クライエントが抱える苦しみ

　クライエントは心の面で何らかの生きづらさを感じ，それに苦しんでいる人であると述べた。非行やひきこもりのように，表面的には苦しんでいるように見えない人も実は心の奥で苦しんでいるのかもしれない，と考えてみるというのが心理療法の基本的なスタイルである。

　では，クライエントはどのような心の苦しみを抱えているのだろうか。それは次のように大きく3種類に分けることができる（竹内, 2000）。

① 一次的苦しみ：　根源的な苦しみ
② 二次的苦しみ：　症状や不適応行動による苦しみ
③ 三次的苦しみ：　周囲の無理解による苦しみ

　②から説明しよう。これは不安，抑うつ，妄想や幻覚といった精神症状や心理的要因が絡んだ痛みや機能障害といった身体症状など，症状自体の辛さのことである。また，反社会的な行動，あるいは社会的に不適応とされる行動をとって自分が不利になったり，周囲とトラブルになったり，社会から罰を受ける苦しみも含まれる。

　症状や不適応行動とは何か。それは①の根源的苦しみの所在を示すサインである。心の中に何らかの苦しみがあるが，それを直視することは辛いので直視しないようにしてきた。しかし，それではやはり済まないということを自分の心が教えてくれているのが症状であり，不適応行動なのである。つまり「クライエントは苦しんでいるから症状を出し，その症状にまた苦しんでいる」と言える。クライエントは症状や不適応行動による苦しみを通して，根源的な苦しみと向き合うことを自らの心に要請されていると言ってもよいだろう。

174 ｜ 第4部　メンタルヘルスを維持する方法

それでは，①根源的な苦しみとはどのようなものだろうか。それは例えば，「自分の存在意義を人から認められていない苦しみ」「重要な愛情対象を喪失した苦しみ」「人に頼りたいのに頼れない苦しみ」「暴力を受けて心身を傷つけられた苦しみ」「低い評価を受けプライドを傷つけられた苦しみ」「人を傷つけてしまった苦しみ」「誰にも言えない願望を抱いている苦しみ」「自分について何かが隠されている苦しみ」である。

　最後の③周囲の無理解による苦しみとは，症状や不適応行動による苦しみや，その背後にある根源的な苦しみを理解しがたいために，苦しみを抱える本人に対して周囲の人が無理解な言動をとることによって生じてくる，社会的な苦しみである。「いつまでそんなことを言っているの」「怠けているだけなんじゃないか」「ちゃんと働いてくれないと家族が困るでしょ」「お宅のお子さん，まだ学校に行ってないの？」……。①と②の苦しみを抱えているだけでも辛いのに，こうした言葉はクライエントの心に追い打ちをかける。

▶ § — 3　心理療法の多様性

▶▶心理療法の目標

　心理療法は何を目指すのか。これは考え始めるとそう単純ではない。以下の4つにまとめておこう。

①　症状や不適応状態が解消すること
②　症状や不適応状態自体はなくならないが，それに対する対処法や付き合い方が見つかることで苦しみが軽減されること
③　症状や不適応状態が生じにくい心の性質を身につけること
④　病や運命の自分にとっての意味を知り，自分の人生に統合すること

　最もわかりやすいのは①だろう。「強迫症状がなくなった」「復職できた」といった解決である。しかし，すべての症状がきれいに消失するわけではないし，人間関係の問題は相手が変わらない限り中々改善しないこともある。そこで②が目標となる。「吃音があっても自分を肯定しながら生きていける」「バイト先の相性の合わない人との距離の取り方が分かった」といったことである。③は個々の問題への対処だけでなく，生活する上でもっと楽な生き方を身につけるという目標である。体で言えば，体質改善といったところだろうか。「無理し

なくてもいいんだと思えるようになった」「怒りを表す前に，一歩待てるように
なった」といったことが挙げられる。

とはいえ，楽に生きることだけが目標ではない。辛い出来事を自分の人生の
中にどう意味づけるかといった課題に取り組む人もいる。「なぜ私はこの親か
ら生まれたのか」「なぜ私はあの時あんな目に遭わなければならなかったのか」
「この体の病気を一生抱えていかないといけない私の人生って何なのか」。こう
した重いテーマに取り組み，自分なりの答えを見出だしていく人もいる。

心理療法の目標はこのように，症状や行動の改善から，パーソナリティの変
化，人生の意味づけまでの幅を持っている。

▶▶心理療法による心の変容の原理

人の心は心理療法によってどのように変わりうるのだろうか。一つはカタル
シス効果（浄化作用）である。感情を吐き出したり，今まで誰にも言えずにた
め込んできたことを打ち明けたりすることで「すっきりした」という感覚が得
られる。自分の心の中の異物を排出することと言ってもよい。

出して終わりではなく，ごちゃごちゃしている心の中が整理されて余裕がで
きるという変化もある。次々と色々なことが起きすぎて，処理できないままと
りあえず押入れの中に詰め込み，いつの間にか戸が閉まらないくらいに一杯に
なってしまったとき，押入れの中の物を一旦全部出して，分類した上で入れ直
すような作業を思い浮かべてみればよい。そうやって整理してみると意外とま
だ余裕があると分かるし，整理の仕方が分かればまた次に色々なことが起きて
も処理がしやすくなる。

受容的で共感的な他者の存在が癒しにつながることもある。とりわけ人に言
いづらい出来事や願望，否定的な感情がセラピストから受容され，共感が得ら
れれば，人から支えられていると思えるようになるだろう。「こんなこと言っ
てもいいんだ」「こんな感情を出してもいいんだ」「誰もわかってくれないと思
っていたが，わかってくれる人もいるんだ」「わかってもらえて安心した」と
いった感覚である。この受容・共感は，アメリカの心理学者カール・ロジャー
ズが創始した「来談者中心療法」の基本原理である。

自分について内省を深め，自分の言動や思考の背後にどのような葛藤がある
のか，自分は何からどのような影響を受け，何を反復し続けているのかを知る
ことを通して変化するという道筋もある。ここには「人は自分の心をすべて知

っているわけではない」という人間観がある。そうした無意識の心理に気づき，「ああ，そういうことか」と洞察を得ることで，葛藤や辛い追想から自由になることができる。これは，オーストリアの医師，ジクムント・フロイトが創始した「精神分析療法」が強調する原理である。

人は学習する生き物だが，何らかの理由で誤った学習をしてしまったとか，生まれつきや環境の要因で学習がほかの人よりもうまく進まないために，生活に支障を来している人もいる。それならば，新たな学習やより適切な方法の再学習を進めればよいことになる。それをロシアの生理学者パブロフの条件付け理論やアメリカの心理学者スキナーの学習理論に基づくことで進めるのが「行動療法」の基本原理である。あるいは，「ものは考え様」という言葉があるように，ものごとの受けとめ方・考え方（認知）を柔軟にすることで感情や行動が変化するという道筋もある。これは，「認知行動療法」の基本原理である。

▶▶**心理療法における心の作業の形式**

心理療法について説明すると，「話すだけで変わるんですか？」と聞かれることがある。語ること，対話することが，心理療法という心の作業の一つの柱であることは間違いないが，それだけではない。図表にするといった視覚化の作業もある。あるいは描画，粘土細工，コラージュ療法や箱庭療法といったイメージを使った非言語的交流もある（表現療法）。夜中に見る夢も心のメッセージを伝えるものとして分析される（夢分析療法）。子どもの場合であれば，遊びを心の表現として受け止め心の交流を図る形もとられる（プレイセラピー）。

▶▶**どの心理療法を受ければよいのか**

どの心理療法家も受容的・共感的態度を持って傾聴することが必要だという点では認識が一致しているが，心の機能（認知・感情・行動・無意識など）のどこに注目するか，変化を促進するためにどのような技法を用いるかは学派によって異なる。そのため，受けてみたいと思っても，自分は何療法を受ければよいのかよくわからないという人もいるかもしれない。しかし，心理療法は受ける前に十分な知識を身につけないと受けられないといったものではない。取りあえず行きやすい場所にある相談機関を探し，進め方の説明を聞き，セラピストの人物像を見て，自分に合いそうだ，これなら変わっていけそうだと感じたら続ければよいだろう。

【竹内健児】

26章　心理療法を受ける｜177

27章——精神科の利用の仕方

▶ § — 1　精神科と心療内科の違い

▶▶受診を考える

　例えば友人や家族が，いつもに比べ元気が無く，何もやる気がしない，食欲も無い，気持が沈むなどと言う状態で，睡眠が十分に取れないと言うことを聞いたら，病院への受診を勧めたほうが良いのではないかと考えるだろう。医院，病院などの医療機関を受診するかどうかを決めるポイントの一つは，身体的な状態が良くないことが存在することは大きいのではないかと考える。眠れないことや食事が十分に摂れない状態が続くと，身体へのダメージばかりでなく，判断能力に関しても十分では無くなる可能性があるため，まず身体を休めることが大事になってくる。自身の気持のつらさなどの精神的な問題についても，医療機関を受診したほうが良いのではないかと考える場合は，どのようなところを受診したらよいだろうか。医療機関の選び方，そして受診への参考にしたい点について考える。

　その人がかかりつけ医を持っていれば，まずそこで相談することは一つの選択になるだろう。かかりつけ医はまず大抵の場合は，内科医だろうから，そこでその先生から精神科医等への紹介状を書いてもらうことで受診への道筋ができる。

　かかりつけ医がいない場合や，精神的な問題らしいので，自分で精神的な問題を診てくれるところを探すことになる場合，病院や医院（診療所）に掲げてある科の名前を見て判断に迷うことがあるかもしれない。良く見かけるのは，精神科，神経科，心療内科だろう，どちらも揚げているところは多いようである。

▶▶精神科，神経科

　ここには鬱病，神経症，統合失調症や依存症，発達障害などの疑いがある時に受診し，精神科医に診察してもらうことになる。依存症は例えばアルコール症など比較的専門に診るところがあるが，そういう依存症の専門病院などがわ

178 │ 第4部　メンタルヘルスを維持する方法

からなくても，とりあえず精神科を受診して，そこの医師が専門性の高い機関が適切だと判断したら，紹介状を書いてそちらに行くように勧められることが多いようである。精神的な問題が，その人の考え（思考）や行動，気分そして体調に出ている場合に受診するところだと考えるとよいだろう。診療科名は精神科あるいは，精神神経科，そして精神科・神経科などと表示されている。

▶▶心療内科

心療内科の医師は内科医であり，「身体疾患で，その発症や経過に社会・心理的因子が密接に関与している気質的ないし機能的な病態をいう。ただし，神経症やうつ病にともなった身体症状は除外する」心身症を診る，とされている（熊井2013）。心身症には，胃潰瘍，過敏性腸症候群，気管支ぜんそく，アトピー性皮膚炎，偏頭痛などがあるが，これらの病気であっても，その患者全部が心身症というわけではない。心療内科は身体の病気を診るところである。

▶▶心療内科，精神科という表示

ここまで読んできて，疑問を感じた人も多いだろう。街を歩くと医院の表示に「心療内科，精神科」と書いてあるところをよく見かけるが，あの医院は内科医と精神科医がいるということだろうか。そういうことではなく，まだ精神科に対する偏見が強いために，受診への心理的抵抗を低くするために，精神科が心療内科の看板も掲げている場合は多いようである。そしてまた，心療内科だけを掲げていても，診療が成り立たないために心療内科医も精神科を掲げている人もいる（熊井, 2013）ため，そこの医師が精神科が専門なのか，内科が専門なのかは表示だけではわかりにくいのが実情だと言える。上に揚げたような身体疾患がなければ，精神科を受診したいと，予約する時に伝えてみるのもいいのではないだろうか。

日本で最近まで続いてきた収容所的な精神医療のあり方や政策から精神科への偏見があることは，残念なことだと思う。特に残念なことは，利用する人が精神科受診をためらってしまうことである。病気を受け止めて，どのように病気とつきあうかを考えるのは，本人の課題だけでなく，周囲の家族や友人が病気を理解して一緒に支える事が大事になるのだと思う。精神科を受診することを当たり前だと周囲の人が考えるなら，本人も自分の病気を認めやすくなり，病気を抱えながらの仕事や学業についての相談も容易になるだろう。それが回復の過程にとって，良い影響を与えるのだと思う。

27章　精神科の利用の仕方 ｜ 179

蛇足ながら，時々神経科と神経内科を混同する人があるが，神経内科は精神的な問題ではなく，脳脊髄，筋肉の病気があり，体が不自由になる病気を扱う，と日本神経学会ホームページにあるように，今まで述べてきた精神科，神経科，心療内科とは，異なる病気を診るところである。

▶ § ─ 2　総合病院精神科，精神科病院，精神科診療所

▶▶医療施設の類型

ここでは，総合病院という名称をあげているが，この呼び方でイメージする，診療科がそろった入院設備のある大きな病院は，一般病院，特定機能病院，地域医療支援病院となり，今は総合病院という呼び方はしない。以下に平成29年度版厚生労働白書による医療施設と，病院の類型を示す。

医療施設　　病院（20床以上）
　　　　　　診療所（0〜19床）
　　　　　　　　有床診療所（0〜19床）
　　　　　　　　無床診療所（0床）

ちなみにこの床（しょう，と読む）は入院するためのベッド数である。

そして病院には以下のように類型化されている。

・一般病院
・特定機能病院
・地域医療支援病院
・精神病院（精神疾患のみ）
・結核病院（結核患者ののみ）

このうちの一般病院，特定機能病院そして地域医療支援病院が，従来総合病院と呼ばれていたものに相当する。

▶▶特定機能病院精神科，地域医療支援病院精神科

大学病院は特定機能病院に含まれる。いろんな診療科がそろっているし，最先端の医療を提供するところだろうから，ここに受診したいと思っても，医院などの医師の紹介状が無いと，初診料の他に5000円以上の特別料金が必要になる。特定機能病院は，高度医療の提供，高度の医療技術の開発・評価および高度の医療に関する研修を実施するという機能を持つのである。

180　第4部　メンタルヘルスを維持する方法

地域医療支援病院は，原則として公的医療機関で，国，都道府県，市町村，社会医療法人などによって設立されている200床以上の病院である。ここでは，かかりつけ医からの紹介患者に対する医療の提供，救急医療の提供，地域の医療従事者に対する研修の実施を行う。このような病院の類型化は高齢化社会に向かうにあたって，地域における医療及び介護の総合的な確保を推進するために策定されたと言われている（平成29年度版厚生労働白書）。しかし，かかりつけ医を持たない人はまだ多いと言われており，地域医療の総合的な展開は十分だとは言い難いようである。

　人によっては，5000円払っても良いから，高度な医療を提供する特定機能病院で見て欲しいと思う人もいるかもしれない。しかしその人が例えば鬱病だったとすると，近くにある特定機能病院の精神科が，鬱病に対する高度な医療技術を持っているとは限らない。特定機能病院の多くを占める大学病院は，医師の養成とともに医療の研究や技術の開発を行っているが，そこで行われている先端の研究がその人の病気に適用できるとは言えないからである。

　地域医療支援病院，例えば〇〇市立病院，などは救急医療の提供や，地域の医療従事者に対する研修の実施などの機能を持つ。もともとその病院の内科などにかかっていて，精神科に診てもらいたいと内科の主治医に言う場合などは，紹介してもらえるだろうが，初めて受診する場合は，地域のかかりつけ医の紹介状が必要になる。基本的には，特定機能病院と地域医療支援病院は，中小病院や診療所などのかかりつけ医と連携することになっているからである。

　ただし，以前総合病院と呼んでいた地域医療支援病院や一般病院で，精神科があるところはおおよそ半数くらいで，入院できるところはその半数である。これは精神科は採算が採れないという経営上の理由だと言われている。

▶▶精神科病院

　精神科病院は，精神科の入院施設と外来診療を行う病院である。特定機能病院や地域医療支援病院と違って，市街地などの便利な立地には少ないため，なじみがあるという人は多くはないかもしれない。日本で1960年代の高度経済成長期に，精神病院が急増した時に交通の不便な土地に精神病院（現在の精神科病院）が，作られたからである。その当時の日本の精神医療はまだ，入院中心の病院であったために，入院している患者の外出等に関する配慮をあまりなされていなかったからだろう。精神科病院は，医師の数は一般病院の3分の1で

27章　精神科の利用の仕方 ｜ 181

良いとされ，看護師や他の医療従事者も少ない基準になっている。

　欧米諸国に比べ入院日数が長く収容所型と言われた日本の精神科病院も，ここ20年くらいは，地域ケアへの移行を目指すところも増えてきた。ただし，地域ケアを進める病院と旧態依然とした収容所型の病院の2種類の差がよりはっきりしてきているので，精神科病院の受診，入院を考える時には，その病院について情報を集めるほうが良いだろう。地域ケアを目指している開放的な病院かどうかは，以下のような点を見ることを勧める。・外来数が多い・医療スタッフが多職種揃っている・患者や見舞いの人などの出入りが多い・地域との交流がある，他にも入院中のリハビリテーションのプログラムなどパンフレットに載せているところもあるので，参考にできるだろう。

▶▶精神科診療所

　医療類型では，診療所となっているが，医院や（メンタル）クリニックと称している所もある。入院のベッドが無いか，あっても19床以下で，医師は1～2名のところが多い。診療所は外来に通院する人にとって便利なように，市街地や駅の近くの便利な場所にあることが多い。診療所を選ぶ時には，清潔で受付や待合室が穏やかな雰囲気のところが良いだろう。病院でも言えることだが，受付の人やスタッフが利用者に穏やかな対応をしているところは，その医療施設の方針が人間関係を大事にするところで，スタッフ間の関係も良い状態だと言え，それは精神的な問題で受診する人には特に大事な点だと言える。患者が多そうなところは良いが，流行っているところは，それだけ待ち時間が長くなる可能性がある。そのぶん精神科医が患者の話を良く聞いているからだとも言えるので，待てるならそういうところでもいいだろう。最近の精神科診療所は，予約制にして，患者の話をできるだけ良く聞くようにしているところも多くなった。これは診療所に限らないが，精神科医を選ぶ時には，話を良く聞いて，何を悩んでいるかについて一緒に考えてくれるようなところを選ぶことを勧める。精神保健福祉士がいて，医療費のことなどの相談に応じてくれるところや，心理職がいてカウンセリングが受けられるところもあるので，必要なら聞いてみるとよいだろう。

▶ §—3 薬について

▶▶薬は必要か

　精神的な悩みなのに，薬を飲むのだろうか，と思う人もいるかもしれない。薬は副作用が心配だし，できることならあまり薬は飲まずに，カウンセリングだけでできないだろうかと言う人もあるかもしれない。ただ精神的な悩みで，眠りにくい，食欲が無い，集中力が無くなっている，また一つの考えが頭から消えずにずっとそのことばかり考えている，などという状態が1ヶ月以上も続いていると，体も疲れているので，休めた方が良い。考え続けるのは脳の仕事だけれど，脳も体のうちである。このような時に処方される薬を飲んで，休息を取るようにすることが大事だと言える。

▶▶薬と休養

　処方された薬について，どのような作用があるのかを説明してもらう時，解らないことは聞いた方がよいだろう。あまり教えずに言われた通り飲めばいいというような医師は，患者の不安をあまり考えていない可能性があるので，そういうところは避けたほうがいいだろう。人によっては，薬を飲んだのだから，休まず働けると思う人もいるかもしれない。また職場などを休みにくいから，休まず働こうとするかもしれない。そういう場合は，医師に相談した方が良いと思う。精神科医は普通，休養の大切さを考えているので，どうしたら良いか一緒に考えてくれるだろう。人間の体は自己治癒力を持っているので，環境や薬も含めて体が治癒力を発揮できるように整える相談をしながら処方してくれる医師を見つけることも大事だろうと思う。

【藤　信子】

28章——相談機関の利用の仕方

▶ § — 1　私たちが利用できる相談機関

▶▶相談機関とは

　相談機関とは，相談に応じてくれる組織や場所のことである。私たちの身の回りには公的な相談所や私設の相談室，大学附属の相談センターなど，いろいろな相談機関がある。本章では，相談機関に共通する利用の仕方と，誰もが利用できる公的な相談機関の概要について述べる。

▶▶相談機関の利用の仕方

　相談には，相談機関へ行く来所相談と電話で行う電話相談が一般的である。特に来所相談の場合は予約制のところが多いので，突然行くのではなく，まずは一度問い合わせをし，相談日時の確認や当日に持参する必要があるものを聞いておくと良い。また，相談したい内容や問題の経緯，生育歴などについて，当日までに時間の経過に沿ってあらかじめ整理しておくと実際の相談が円滑に進みやすい。相談したことや相談内容が無断で外部へ知らされることはなく，秘密は厳守される。学校や病院などの他の機関と情報の共有や連携が必要とされる場合には，本人や保護者の了解を得た上で，情報提供がなされる。料金については，個人で開業している相談所や大学附属の相談センターは有料であるが，公的な相談機関は無料である。

▶ § — 2　それぞれの相談機関の概要

▶▶児童相談所

　児童相談所は，児童福祉法に基づく，子どもに関する悩みや問題の相談に応じている児童福祉の専門機関である。児童，すなわち0歳から18歳未満までの子どもに関する相談を受けつけている。子ども本人，家族，親戚，学校や地域住民など，誰でも相談をすることができる。所属する専門職員は，児童福祉司，

184 ｜ 第4部　メンタルヘルスを維持する方法

児童心理司，精神科医や小児科医などである。

児童に関する相談内容は，主に養護相談，心身障害相談，非行相談，育成相談などがあり多岐にわたっている。児童相談所の業務は，児童に関する相談対応，児童やその家庭に対する調査と判定，調査と判定に基づいた指導や施設入所などの措置，児童の一時保護である。近年では，虐待の相談対応が非常に増えている。虐待が行われているかもしれないと思ったときは，私たちは児童相談所へ通告する（連絡する）義務がある。通告は最寄りの児童相談所か，24時間365日対応の児童相談所全国共通ダイヤル「189（いちはやく）」へ行う。児童相談所以外では，警察署や市区町村の窓口でも良い。通告や相談は匿名で行うことができ，通告した人やその内容に関する秘密は守られるので，誰が通告したかが他の人に知られることはない。また“虐待じゃなかったらどうしよう”というように確信が持てない場合でも，虐待かもしれないと思ったときには通告をする必要がある。虐待かどうかを最終的に判断するのは児童相談所である。私たちの通告が子どもの命を守り，子育てで困っている親へ支援が届くことにつながるのである。

▶▶教育相談センター

教育相談センターは，都道府県や市区町村の教育委員会が設置する機関である。幼児から高校生年齢までの子ども本人，保護者，教師からの相談に応じている。相談員は教師や臨床心理士などの資格を有している者が多い。来所相談と電話相談が一般的であるが，地域によっては24時間の電話相談やメール相談，学校や家庭へ訪問して相談に応じる訪問相談を実施しているところもある。

子ども本人からの悩み，保護者からの子どもの教育や学校生活，子育てに関する悩みや気がかりなことなどについて相談することができる。具体的には，集団になじめない，友だちとうまくいかない，いじめを受けている，言葉の発達が気になる，学習のつまずきや遅れがある，落ち着きがない，不登校の状態にある，就学や進路で悩んでいる，夜尿や緘黙がある，家出や喫煙などの非行を繰り返すなど，相談内容は幅広い。必要に応じて，医師と相談することができる。また，心理検査の実施やカウンセリングなどを継続して行うことがある。

▶▶精神保健福祉センター

精神保健福祉センターは，人々の精神保健の向上や精神障害者の福祉の増進を図ることを目的に，都道府県と指定都市にそれぞれ1か所設置されている機

関である。精神保健福祉法に規定されている精神保健福祉センターは地域精神保健福祉活動の中核として，地域の人々の心の健康を保ち，また，精神的な病気を患った人が地域の中で自分らしく幸せに生活できるように県全体の精神保健福祉の向上を目指して活動している。精神科医や精神保健福祉士，臨床心理士，保健師，看護師，作業療法士などの職員で構成されており，それぞれの専門性を生かして従事している。

　統合失調症やうつ病などの精神疾患や発達障害，思春期・青年期の心の問題，引きこもり，アルコールや薬物などの依存症，高次脳機能障害，高齢者の問題など，精神保健福祉全般に関する様々な相談を受けつけている。相談方法は，来所相談や電話相談が中心である。匿名による電話相談に応じているところやメールによる相談を行っているところもある。その他の業務としては，地域の人々へ向けて，心の健康についての講座や講習会の開催，精神障害についての正しい知識や情報の提供，当事者グループや家族会への協力，などがある。

　精神保健福祉センターは基本的には都道府県に1か所なので，自宅から遠方にある場合は，次に述べる保健所や市町村の保健センターの方が利用しやすい。

▶▶保健所

　保健所は，地域住民の健康の保持及び増進を図ることを目的に設置されている機関で，地域保健法に定められている。食品の安全や生活環境の衛生，医療と薬に関すること，難病やエイズ対策，いろいろな病気の予防についての教育や相談など，住民の健康と生活環境を守るための仕事をしている。

　その一環として，精神保健，つまり心の健康に関する仕事を行っている。具体的には，統合失調症やうつ病，アルコールや薬物依存症などの精神疾患，不登校や引きこもり，認知症に代表されるような高齢者の問題などの相談に応じている。また，現実にはあり得ないことを言うようになった，以前と様子が変わった，お酒がやめられない，眠れない，イライラしているなど，病院へ行く前の悩みや病院を受診した方が良いかどうかの判断に迷う場合の相談でもかまわない。本人だけでなく，家族からの相談も受けつけている。相談には，保健師や精神科医，精神保健相談員が応じている。相談方法は，来所相談や電話相談，保健師の家庭訪問による相談を行っているところもあり，"心（こころ）の健康相談"という名称で実施していることが多い。その他に，デイケアや当事者グループ，家族教室なども実施している。デイケアとは，精神疾患を持つ人が日

中に利用し，生活リズムの安定や他者とのコミュニケーションの練習，社会参加への拡充を図ることを目的とした活動である。当事者グループとは，同じ病気や悩みを持つ者同士だからこそ話せる体験の共有や分かちあいを通して，互いに成長していくことを目的とした活動である。家族教室は，家族の中に統合失調症やアルコール依存症，引きこもりなどの方がいる家族の集まりであり，病気別に行われているのが一般的である。病気についての正しい知識や対応の仕方について学び，他の家族の話しを聞くことで家族の孤立化を防ぎ，家族の回復や成長を図るものである。また，精神疾患に対する社会の理解を広めていく取り組みとして，心の健康についての講演会を開催している。

▶▶保健センター

市町村保健センターは，住民に対し，健康相談，保健指導および健康診査その他地域保健に関し必要な事業を行うことを目的とする施設として，地域保健法に定められている。健康相談，健康診査，健康教室を通して，地域住民の健康づくりを支援している。保健師の他に助産師，栄養士，歯科衛生士などと協力しながら業務を行っている。具体的には，保健師や助産師の家庭訪問による子育ての不安や育児ストレスへの相談・指導，乳幼児健康診査，成人の健康診査や各種検診，予防接種，生活習慣病予防や健康づくりをテーマにした健康教室，健康づくりに関する情報提供などが行われている。

健康相談については，妊産婦や乳幼児から成人，高齢者まで，全ての住民を対象に心身の健康に関する相談を受けつけている。保健センターは住民の健康づくりを地域密着型で支援しており，私たちの健康に関して，一番身近な公的な機関とも言える。そのため，どこに相談したら良いか分からないときには，まずは保健センターへ相談すると良い。

▶▶発達障害者支援センター

発達障害者支援センターは，2005年の発達障害者支援法の施行に伴い創設され，発達障害のある人やその家族を総合的に支援することを目的とした発達障害に特化した専門機関である。発達障害のある本人やその疑いのある人だけでなく，その家族や関係者も相談することができる。最重度の知的障害を伴う人から知的障害を伴わない人まで，子どもから大人まで，障害者手帳の有無にかかわらず対応している。相談方法は来所相談が一般的であるが，電話相談やメール相談を行っているところもある。スタッフは，社会福祉士や精神保健福祉

士，臨床心理士，医師，保健師，言語聴覚士などで構成されており，相談支援，発達支援，就労支援，普及啓発・研修を行っている。

　相談支援では，人とコミュニケーションがうまくいかない，自分は発達障害かもしれない，診断できる医療機関を紹介してほしい，発達障害者への関わり方を知りたいなど，日常生活における様々な相談に応じており，助言や関係機関の紹介，情報提供などを行っている。発達支援では，心理検査や発達検査を実施して，その人の特性に応じた支援の方法について助言をしている。また，障害特性の理解を深めるために家族向けの学習会などを行っているところもある。就労支援では，就職するにはどうしたら良いか，職場でうまくやっていくにはどうしたら良いかなど，発達障害者の就労に関する相談に応じている。関係機関と連携を図りながら発達障害者が働きやすい職場環境を考え，本人の特性に合った仕事や働き方ができるように支援している。普及啓発・研修では，地域住民に向けての講演会の開催や発達障害についての分かりやすいパンフレットの発行などを通して，発達障害の理解を社会に広めるための活動を行っている。

　利用できるのは，自分が住んでいる都道府県や指定都市の発達障害者支援センターのため，自宅から遠い場合もある。その際は，自分が住んでいる地域を担当する発達障害者支援センターにまずは電話で相談すると良い。必要に応じて，住んでいる近くの相談機関や医療機関などの情報を提供してくれる。発達障害者支援センターは，医療，保健，教育，福祉，就労などの機関と連携・協力をしながら，発達障害者やその家族が豊かな地域生活を送れるように支援している。

▶▶地域包括支援センター

　地域包括支援センターは，介護保険法に基づき，高齢者が住み慣れた地域で，心も身体も健康に，安心して，その人らしく暮らしていけるように包括的な支援をすることを目的に設置された機関である。高齢者の介護や医療，健康，生活など，高齢者についての様々な相談をすることができる。相談内容の例としては，介護サービスを利用したいがどうしたら良いか分からない，お風呂場に手すりをつけてほしい，親が忘れっぽくなってきた，家族だけでは介護が大変で疲れてしまった，近所でひとり暮らしをしている高齢者が家に閉じこもりがちになったなどが挙げられ，高齢者本人はもちろん，その家族や地域住民も相

談することができる。相談内容に応じて，必要なサービスや福祉制度の紹介，専門機関へつなぐ支援などを行っている。また，高齢者虐待の早期発見と防止，悪質商法などによる被害防止とその対応，認知症などで判断能力が低下している人へ成年後見制度の手続きの援助など，高齢者の権利を守る支援も行っている。介護が必要になる前からも相談することができ，介護予防のためのサービスや施設の紹介もしている。スタッフは介護分野の専門家である主任ケアマネジャー，福祉制度の専門家である社会福祉士，医療・保健分野の専門家である保健師や看護師がおり，チームで活動している。各市町村に数か所，開設されている。

　地域包括支援センターは高齢者についての身近な総合相談窓口である。高齢者のことで悩みがあるときは，まず始めに地域包括支援センターへ相談すると良い。

▶ § ― 3　まとめ

　本章では，相談機関の利用の仕方や各相談機関の概要について述べた。何か困ったことがあったときに相談できる場所を知っていることは，私たちに安心感を与え，不安でいっぱいの当事者やその家族を困惑から救うことができる。相談機関によって専門分野はあるが，いくつかの機関で相談内容の守備範囲が重なっているところもある。また，相談した機関よりさらに適した機関があれば，そちらを紹介してくれることが一般的である。誰に相談したら良いか分からない，病院へ行くのはちょっと抵抗があるなどの場合は，本章で述べたような各機関へ相談すると良い。大切なことは自分ひとりで悩みを抱え過ぎずに，一歩踏み出してみることである。相談への一歩が解決へとつながる。

【川村雅之】

29章——相談に乗る

▶ §—1 相談に乗るときの基本原則

▶▶傾聴の大切さ

　友達などから相談を持ちかけられたり，知人が落ち込んでいる時に支えてあげようと思ったりした人は少なくないであろう。本章では，身近な人が悩んでいる時，どのように対応したらいいのかについて述べよう。

　人から相談を持ちかけられると，「何かアドバイスをしなければ」と考える人が多いのではなかろうか。しかし，相談に乗る人にとってまず大切なことは，アドバイスをすることを考える前に相手の話をよく聴くこと，つまり傾聴することである。

　相談する人は，本人がはっきり自覚しているかどうかはともかく，おおむね2つの期待を持っていると思われる。1つは問題解決につながるアドバイスをもらいたいということであり，もう1つは自分が悩んでいる気持ちを分かってもらいたいということである。傾聴するのがよいというのは，この2つ目の期待に着目するのがよいということである。このことは，誰かに話を聴いてもらったらちょっと楽になったという経験のある人には分かりやすいであろう。あるいは，からだの病気で医師に診てもらう時のことを考えてみてもよい。「おなかが痛い」などの訴えを，いたわる感じで聴いてくれるのではなく，検査にばかり熱心でろくに耳を貸してくれなかったりすると，この病院にはもう来たくないという気持ちになっても不思議ではない。

　人の悩みを聞いて，よいアドバイスができればそれにこしたことないが，アドバイスをするにしても，その人がどういうことで悩んでいるのか，どんな気持ちや考えを持っているのかをよく知らなければ，相手の気持ちに沿った適切なアドバイスはできない。したがって，人の相談に乗る時は，こちらからあれこれ言ってあげるよりも，まずは相手の話をじっくり聴いてあげることを心がけなければならない。

190 ｜ 第4部　メンタルヘルスを維持する方法

▶▶話を聴くことの難しさ

　人の相談に乗る時にはまず相手の話を聴くことを第一に考えればよいと言うと，人の相談に乗るのはわりあい簡単なことのように思えるかも知れない。しかし，相手の話を聴き，その人の気持ちをよく理解するというのは，案外難しいことである。その理由の1つは，われわれが人の話をよく聴くよりも自分の考えを言いたくなる傾向を持っているからだと考えられる。

　われわれは，馴染みのあるもの，自分と似たものに出会うと安心し，馴染みのないもの，自分と異質なものに出会うと不安になる傾向がある。これは，われわれが誕生以来のさまざまな経験を経て形成されてきた自分なりの考え方や感じ方を維持しようとする傾向を持っているためと考えられる。自分の考え方や感じ方からすると違和感を覚えるようなものに出会うと，これまで自分の維持してきたものが揺るがされるので不安を感じるのである。こうして，人が自分と違う考え方や感じ方をしていると，「私はこう思う」と反論したくなる気持ちが働きやすくなる。これが，人の話を聞くとついいろいろ言いたくなってしまい，相手の言うことをそのまま受け入れることがなかなかできない理由の1つである。相手の話をよく聴くというのは，たとえ自分とは違うものであっても相手の考え方や感じ方を尊重すること，あるいは，相手の考え方や感じ方に対してむやみに非難や否定をしないことである。

▶▶望ましくない対応とその問題点

　人の相談に乗る時によく見られる対応をいくつか取り上げ，その問題点を考えてみよう。

　人が悩んでいるとわかると，その人を安心させようとして，「大丈夫だよ」というような言葉かけをする人が少なくないのではなかろうか。あるいは，「それは考えすぎだ」とか「そんな風に考えてはいけない」というような言葉かけもあるだろう。しかし，前者は相手に「自分が悩んでいる気持ちを分かってもらえない」と感じさせ，後者は「自分の考え方や感じ方を否定された」と感じさせてしまう危険性があるので注意が必要である。

　また，誰かが悩んでいる時に励ますこともよくあるだろう。励ましは，相手を元気づけるという効果を持つことがあるが，逆効果になることもめずらしくないことを知っておくのがよい。とくに，ひどく気持ちが落ち込んでいる場合には，励ましがかえって当人の気持ちを追いつめてしまう危険があるので，励

29章　相談に乗る｜ 191

ましはタブーと考えるべきである。

　また，だれかが自分にも覚えがあるようなことで悩んでいる時，「わかる，わかる」と言う人がときどきいるが，これも注意が必要である。人間が持っている自分なりの考え方や感じ方は，細かく見れば人それぞれ違うので，似たような経験をしても人によって受け取り方が違ってくるのが当然である。したがって，人の話を簡単に分かったつもりにならないで，相手の考えや気持ちをよく確かめることが大切なのである。

　また人間は，悩んでいる時，人に立ち入られたくないという気持ちになることもあるので，せっかく話を聞いてあげようとしても，「ほっといてほしい」と言われたりすることがあるかも知れない。そんな時には，「それなら勝手にしろ」と突き放すような言い方はすべきではない。「今はかまわないでほしい」という相手の気持ちを尊重しつつ，「そのうち相談したくなったらいつでも相談してください」などと伝えるのがよいであろう。

▶ § ― 2　カウンセリングの基本的考え方

▶▶カウンセリングについての誤解

　これまでに述べてきたことはカウンセリングの考え方をもとにしている。ここでカウンセリングの基本的考え方について述べよう。

　カウンセリングについて学んだことのない人は，カウンセリングとは悩みを抱えている人に適切に助言することによって悩みを解決するものだと考える傾向がある。しかし，それは適切な理解ではない。カウンセリングでは，カウンセラーから助言することに重点を置くのではなく，先に述べたように相談に来た人の話をよく聴くことを重視するからである。

▶▶カウンセラーの基本的態度とその意味

　カウンセラーは相手の話を簡単に否定せず，できるだけ受け入れ，尊重しようとする。また，そのような姿勢を持ちながら相手の話をよく聴き，相手の気持ちを理解しようとする（相手の気持ちを理解することを共感的理解という）。さらに，心にもないことを言ったり取り繕ったりせず，ありのままの自分を誠実に示そうと努力する。では，このような姿勢や態度にはどのような意味があるのだろうか。

192 ｜ 第 4 部　メンタルヘルスを維持する方法

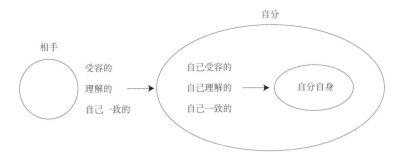

図29・1 「自分に対する相手の態度」と「自分自身に対する態度」の関係

　上で述べたような考え方を明確に打ち出したのは，来談者中心療法というカウンセリングの理論と方法を考えたロジャーズである。彼の考え方のエッセンスを手短に述べると次のようになる（徳田, 2000）。人は，相手が自分を受容してくれていると感じると，自分で自分を今までよりも受容しようとするようになる。また，相手が自分の気持ちを共感的に理解しようとしてくれていると感じると，自分自身の気持ちを自分でもっと理解しようとするようになる。さらに，相手が誠実な態度で自分に接してくれていると感じると，自分自身に対してもっと誠実になろうとする。これは，自分に対する相手の姿勢や態度が自分自身に対する姿勢や態度に影響する傾向があることを示している。上記とは逆に，相手から受容されていないと感じ，自分の気持ちを理解してもらえていないと感じ，相手が自分に不誠実な態度を取っていると感じると，その人は自分自身を受容せず，自分自身の気持ちに耳を傾けず，自分自身に対して不誠実な態度をとりがちになる。このことを示したのが図29・1である。図の中では「自己一致」という言葉を使っているが，これは簡単に言うと「自分に対しても相手に対しても誠実な態度を取る」といった意味である。

　上述したようなカウンセラーの態度は相手の自分自身に対する態度に少しずつ変化をもたらすと考えられる。その結果，その人は自分で自分の気持ちをあらためてよく見直し，それを通して自分自身を今までよりもよく理解できるようになる。そうして，今まで気づかなかった自分の気持ちや自分の問題点に気づきやすくなる。そうして，今までとは違った考え方や感じ方にもとづいて，今までとは違った行動をとるようになる。カウンセリングではこのように考え

るのである。

▶▶自分と自分の関係

　本書1章でも述べたように，人は他者と何らかの関係を持っているだけではなく，自分自身とも何らかの関係を持っている。たとえば，自分自身を嫌っているとか，自分自身を高く評価しているとかいうのは，自分との関係のあり方を示すものである。ストレスというと自分の外から来るものというイメージが強いが，人はしばしば自分で自分を肯定したり否定したりするという点を考えると，自分の自分自身に対する態度もストレスになり得るのである。したがって，外から来るストレスにどう対処するかだけではなく，自分自身との関係を良好に保てるかどうかがメンタルヘルスの良好さに関わってくる。

▶▶感情と行動の区別

　相手を受容し，相手を理解することが重要であるという点に関して注意しなければならないことがある。相手をできるだけ受容し，相手を理解するとは，相手が何をしようがそれを受け容れるということではない。たとえば，相手が暴力をふるうことまで認めるということではない。受容し，理解しようとするのは，あくまで相手の感情（気持ち）であって行動ではないのである。ここで感情とは「心の中にあるもの」を指し，行動とはからだを用いて「行うこと」を指している。たとえば，心の中に怒りの感情がある場合，人はその怒りに動かされて人に暴力をふるうなどの行動を起こすことがある。このような場合に，受容し理解しようとすべきものは，人に暴力をふるいたいほどの「怒り」を心の中で感じているということであり，人を殴るなどの「暴力的行動」なのではない。人の話を聴くときには，このように感情と行動を区別することがとても重要である（成田, 1989）。

　感情と行動の区別についての原則は，感情に関する限りはできるだけ受容し理解しようとする一方，行動については必ずしもそうではないということである。行動にはしてよいことと悪いことがある。これに対して，感情はあくまで感情のレベルにとどまっている限りにおいて，つまり，望ましくない行動としてそれを表出していない限りにおいて，どんな感情も許されるべきものと考えるのがよい。

　以上のことを適切に理解せず，受容や共感的理解について誤った理解をもつと，望ましくない行動をしているのにそれを受け入れようとするとか，行動と

して表出する前の感情について「そんなふうに感じてはいけない」「そんなふうに感じるからだめなのだ」などと感情自体を否定するとかいうように，不適切な対応をしてしまうおそれがある。

▶▶コミュニケーションにおける内容と形式

　日常的な相談も専門的なカウンセリングも，悩みや心理的問題をめぐる対話，つまりコミュニケーションである。コミュニケーションに関わって重要なことは，その内容と形式である。内容とは「何を伝えるか」であり，形式とは「どのように伝えるか」である。伝える内容が同じでも，伝える形式が異なると，まったく違ったコミュニケーションになる。たとえば，友だちに優しくしないわが子に対して，母親が「人にはもっと優しくしないとダメじゃないの！」と叱りつける場合と，「人にはもっと優しくしてあげなさい」と優しい口調で教える場合とを比べてみよう。伝えようとしている内容はどちらも「人には優しくしなければならない」ということである。しかし，伝え方はまったく異なるため，両者はまったく異質のコミュニケーションになる。前者の場合，子どもは母親の教える通り人に優しい人に育つかというと，その可能性は低い。それとは逆に，母親のように人に対してガミガミものを言う人になる可能性が高い。つまり，子どもは母親が伝える内容よりも形式の影響を受けやすいのである。こうしたことは昔から経験的に知られていて，「子どもは，親の言うようにはならないで，親のようになる」と言われたりする。カウンセリングにおいてカウンセラーの態度が重要なのもこのことと関わっている。人の相談に乗るときには，どのような態度や口調で話すかにも気を配るのがよい。

★読書案内★

Rogers, C. R.（1951）　Client-centered therapy. Houghton Mifflin Company. 保坂享・諸富祥彦・末武康弘訳（2005）　クライアント中心療法. 岩崎学術出版社

【徳田完二】

30章——職場のストレス管理

▶ §—1 職場のストレス管理に関する国の施策等

　職場のストレス対策には個々人のストレス対処と組織のストレス管理という二つの側面がある。2016年，大手広告代理店の新入社員が自殺し，長時間労働が原因との労災認定を受けたことが話題となったが，このような痛ましい例を個人のストレス対処の問題としてのみ片づけるわけにはいかない。組織のストレス管理のあり方が問題とされねばなるまいし，それを指導する国の施策，制度を問い直す必要があるだろう。

▶▶トータル・ヘルスプロモーション・プラン（THP）

　そこでまず，加藤（1998），金井（2016）の文献を参考に，国がこれまで職場における健康管理の問題にどのように取り組んできたかをまとめてみよう。職場の健康管理はまず伝染病（特に結核），危険作業，有害物質などへの対応から始まり，初期においては心の健康はまだ注目されていなかった。1979年には，当時の労働省によって「中高年齢労働者の健康づくり運動（シルバーヘルスプラン）」が提唱されているが，これは文字通り対象者が年齢によって限定されたものであった。1988年になって，労働省（当時）によって「事業場における労働者の健康保持増進のための指針」，通称「トータル・ヘルスプロモーション・プラン（THP）」が出される。ここでいう「トータル」とは，一つには身体的な面だけでなく精神的な面にも配慮するという意味であり，もう一つは「中高年齢者だけでなく全年齢層の労働者を対象とする」という意味である。そして，労働者全員に「運動指導」や「保健指導」，特に医師により必要と判断された労働者には「心理相談」や「栄養指導」を行うことが明記された。この背景には，不況に伴う企業従業員の自殺の増加を職場でのストレス対策によって未然に防ぐという事情があった。それまで心の健康管理と言えば「精神障害者対策」のみだったものが，ここにおいて労働者全員のストレスが対象とされるようになったことは画期的だったと言えるだろう。

▶▶4つのケア

2000年には，就業に伴うストレスへの対策を各企業で展開できるように，「事業場における労働者の心の健康づくりのための指針」が労働省（当時）から出され，対策の主要な骨子として，①セルフケア，②ラインによるケア，③事業場内産業保健スタッフによるケア，④事業場外資源によるケアの4つのケアが明記された。ここで，「ラインによるケア」という概念が出されたことは重要である。職場のストレス管理は専門家が行うだけでなく，部下の精神状態への配慮に関して上司にもできることがあるし，可能な範囲でそうすべきだということが明確にされたからである。この指針は後に見直され，2006年に「労働者の心の健康の保持増進のための指針」（厚生労働省）が策定されているが，上記の4つのケアは継承されている。

▶▶過労と安全配慮義務

同じく2000年3月，最高裁は先の大手広告代理店で起きた過労自殺事件について，遺族側勝訴の判決を言い渡した。2016年に話題となった事件ではない。1991年8月に，異常な長時間労働の末にうつ病を発病し自殺した24歳男性の例である。この時，最高裁は過労と自殺の因果関係を初めて認定し，企業に対し「労働者の心身の健康を損なうことがないように注意する義務を負う」との判断を示した。こうした流れを受けて，2008年3月施行の労働契約法第5条には，「使用者は，労働契約に伴い，労働者がその生命，身体等の安全を確保しつつ労働することができるよう，必要な配慮をするものとする。」と使用者の労働者に対する「安全配慮義務」が明文化された。過労死対策としては，2014年に「過労死等防止対策推進法」が施行され，2016年には厚生労働省の「過労死等防止対策白書」が閣議決定された。

▶▶ストレスチェック制度

一方，職場のストレス対策は過労死に至るほど重篤な場合だけが対象となるのではない。2015年，「労働安全衛生法」の改正により，労働者が50人以上いる事業所では「ストレスチェック制度」が義務づけられた。これにより，労働者個人は，自分がストレスをためていないかを確認して，希望すれば面接指導を受けられるようになった。また事業者は，各部署のストレス・レベルを把握して職場改善を図ることが期待されている。

▶ §－2　事業場外資源によるケア

　ここからは上述の4つのケアについて，順番を逆にしてより詳細に取り上げていくことにしたい。事業場外資源によるケアとは，企業・組織の外にある支援・治療・相談機関によるケアのことである。

▶▶EAP

　EAPとはEmployee Assistance Programの略であり，従業員支援プログラムの意である。EAPは1930年代に米国で職場におけるアルコール依存症患者への対策として労働組合が企業にプログラムを提供したのが始まりであるが，現在は従業員の生活領域全般，とりわけ精神面のケアを提供するものとなっている。日本でも近年EAPの機関が開設され，企業と契約する形で，その企業の従業員が相談に来られるシステムが作られつつある。従業員の精神面が安定することは，従業員個人にとってメリットがあるだけでなく，企業にとっても生産性の向上に役立つというメリットがある。

▶▶リワーク・プログラム

　従業員がうつ病などによって就業が困難になった場合，休職を余儀なくされることがある。休職されるとその従業員の分の業務が滞るとか，その分他の従業員に負担がかかるなど負の側面があることは否定できないが，本来は能力も経験もある従業員が退職することは企業にとっても損失であるので，十分に休養を取り病気を治して復職してもらうことは企業にとってもメリットがある。また，企業が従業員に対してそうした温かい態度を示すことは，従業員の士気を高めることにもなるだろう。休職して病気が快復してきても，一旦職場を離れた人が再び仕事に戻るには復職に向けたリハビリが必要となる。復職支援の仕組みは職場内にも必要だが，外部機関でも復職を支援する「リワーク・プログラム」を行っているところがある（精神科・心療内科の病院やクリニック，あるいは地域の障害者職業センターなど）。

▶ § — 3　事業場内産業保健スタッフによるケア

　事業場内産業保健スタッフによるケアとは，産業医や産業精神科医，産業保健師，心理職などのスタッフによって，事業場内の健康管理センターやカウンセリング室等で行われる面談や相談といったケアのことである。また家族や職場との連絡調整，メンタルヘルスに関する研修の実施に関する企画立案，事業場外資源とのネットワークの形成や連携業務も含まれる。

▶▶産業医

　産業医は診断や治療は行わず，その役割は，事業場において労働者の健康管理を行うことにある。具体的には，事業場の責任者に対する専門的な指導助言，職場の巡視，健康診断結果のチェック，休職面談，復職面談，高ストレス者面接指導などである。

▶▶職場内カウンセリグ

　大規模な事業場や公的機関では，職員を対象としたカウンセリングが臨床心理士や産業カウンセラー等の心理職によって実施されているところがある。職場でカウンセリングを受けることのメリットは職場の上司，人事，産業医との協働が進めやすく，また勤務時間中に受けられる点である。他方，外部機関で受けることのメリットは，職場に知られずに受けられる点であろう。

▶ § — 4　ラインによるケア

　ラインによるケアとは，職場の管理監督者が部下に対して行うケアのことであり，ここでいうラインとは上司—部下のラインの意である。

▶▶部下への心理的ケア

　上司はメンタルヘルスの専門家ではないから，精神疾患を抱えた部下の治療ができるわけではもちろんない。とはいえ，部下の精神的安定に関して何もできないわけではない。ストレスフルな状況にあってもそれを和らげてくれる資源があれば，ストレス・レベルは下がり，慢性的なストレス反応を回避することができるだろう。そうしたストレスの緩衝要因となるのは家族や友人からのサポートであり，上司や同僚からのサポートである。

30章　職場のストレス管理 | 199

例えば，上司も部下の精神的な不調を感じ取り，声をかけ，相談に乗ることならできるだろう。そのためには部下の精神的不調を感じ取る力がまず必要になる。そこで，ストレスが高まると心身や行動にどのようなストレス反応が現れるかについてまとめておこう。まず行動面では，能率が下がる，ミスが増える，怠勤，周囲の人とトラブルを起こす（イライラをぶつける，不機嫌そうな顔で人を寄せつけない，など），アルコールに依存するなどがある。身体面では，不眠や食欲不振，頭痛や眩暈，胃痛や下痢，高血圧や不整脈，発汗などの症状を呈することがある。心理面では，不安や緊張感，疲労感，自責感，挫折感，無気力感，自己不全感などがある。心理面は，直接に言葉で訴えてくれれば分かりやすいが，そうでなければ表情や言動から推し量ることになる。

　部下に対するケアのもう一つは，休職や復職がスムーズに進むように，精神疾患を患っている部下が安心して働けるように配慮することである。例えば，復職してきた人が仕事を続けられるか否かは上司の力だけで決まるものではないが，上司の配慮によって可能になる場合もあるのである。

▶▶職場の環境改善

　上司にできることは精神的な問題を抱える特定の部下に対する関わりだけではない。職場の環境改善を行い，快適な職場づくりを目指すことで，部下のメンタルヘルスを良好に保つ予防的な関わりもある。職場におけるリーダーシップには，二つの機能があるとされる。一つは，「目標達成機能」であり，業績が上がることに関心を持ち，専門性に長け，課題解決への道を示すことを指す。もう一つは，「集団維持機能」であり，集団内外の人に関心を向け，集団を纏めあげることを指す。快適な職場づくりは集団維持機能の一つであるが，それはまた生産性を高めることにつながるだろう。上司がそこまでしなければならないのかと思う人もいるかもしれないが，快適な職場づくりは，上司自身にとっての働きやすさにもつながるはずである。

　米国立労働安全衛生研究所（NIOSH）は，職場環境等の改善を通じたストレス対策のポイントとして，以下の7つを挙げている。①過大あるいは過小な仕事量を避け，仕事量に合わせた作業ペースの調整ができること。②労働者の社会生活に合わせて勤務形態の配慮がなされていること。③仕事の役割や責任が明確であること。④仕事の将来や昇進・昇級の機会が明確であること。⑤職場でよい人間関係が保たれていること。⑥仕事の意義が明確にされ，やる気を刺

激し，労働者の技術を活用するようにデザインされること。⑦職場での意志決定への参加の機会があること。

▶ § ― 5　セルフケア

セルフケアは，労働者がメンタルヘルスについて正しい知識を得て，自分の不調のサインに早期に気づき，自らのストレスを予防・軽減することである。ストレス対処の第一歩は自分が抱えているストレスを自覚することにある。また，自分に合ったストレス対処の方法を持つと同時に，他者からのサポートを引き出すスキルも身につけたい。

▶▶ワーカホリズム

「ワーカホリズム」（仕事中毒）にも注意が必要である。それと似た概念に「ワーク・エンゲイジメント」がある。どちらも一所懸命に働くという点では同じだが，後者が仕事自体に面白さを感じ，誇りを持ち，職務満足感が高いのに対して，前者は過度に働くことを自らコントロールできないという点が特徴的であり，そのために要求されている以上に働き，完璧を目指し，休日も仕事のことが頭から離れなくなるのである。劣等感の否認や補償への欲求がそこまでの過剰な労働に駆り立てている可能性も考えられる。

▶▶働き甲斐とストレス

キャリア発達における自己実現についても触れておこう。人生において生き甲斐を持つことが大切だとしても，いつもやりがいの感じられる仕事ばかりができるとは限らない。神谷（1974）は「たとえ早くからはっきりと特定の才能を示していた人でも一直線に『己が道』に進み入るとは限らない。社会的，時代的条件に妨げられたり，個人的な事情や迷いのために回り道することもある。」と述べる。自己実現を焦ることが新たなストレスを生むこともあるので，本当にやりたいことは長い目で見て，遠回りして，ボチボチと実現を目指すという心の余裕も持ちたいものである。

我々は生きるために働くのである。働くために生きているのではない。ましてや，働くために健康を壊したり，命を落としてしまっては何もならない。本書の締めくくりにこのことを強調しておきたい。

【竹内健児】

★Topic ― 8　マインドフルネス

　マインドフルネスとは,「ある決まった方法で注意を払うこと。すなわち,この瞬間に,意図的に,そして,価値判断することなく注意を向けること」である (Kabat-Zinn1994)。言い換えると,瞬間瞬間の出来事に対して,良い悪いといった価値判断なしに,そのあるがままを観察し続けることである。1990年代以降になって,実証的な心理療法の代表である認知行動療法は,マインドフルネスに基づくいくつもの心理療法を開発した。それら心理療法は,「認知行動療法の文脈的アプローチ」「第3世代の認知行動療法」「臨床行動分析」などの総称で知られている(三田村,2016)。これらの心理療法は,うつ,不安,痛み,精神病性障害,パーソナリティ障害といった幅広い心理・行動的な問題に対し,その効果が実証的に認められている。

　マインドフルネスの実践の仕方にはいくつもの方法がある。たとえば呼吸に注意を向けるエクササイズ,ボディー・スキャン,レーズン・エクササイズなどが特によく用いられている。いずれの方法においても,実践をおこなう者は,自らの身体の感覚,つまり五感,そして思考に対し,価値判断することなく,意識を丁寧に向け続けるようにする。呼吸に注意を向けるエクササイズを例に具体的に解説しよう。呼吸に注意を向けるエクササイズでは,どこかに座って行うのが一般的である。平らな地面に足を組んで座っても,椅子に腰掛けても構いまわない。全体として,あまり形式的なことにとらわれるよりも,自分自身にとってやりやすい方法を探すことが肝心である。座るときは必ずしも全身がリラックスした姿勢をとる必要はない。マインドフルネスはリラックスを目的としたものではないからだ。その意味で,座るときは,頭が上から引っ張られているようなイメージで背筋をすっと伸ばして座るようにするのもいいだろう。手の位置についても特別な形式にとらわれる必要はなく。どこかで見た仏像のような手の形をしても構いまわないし,もしくは単に膝や太ももの上に手のひらをそっと乗せるか,手の甲をそっと乗せるようにすればいい。

　身体の位置が整ったなら,呼吸に注意を向けるようにする。このとき目は閉じていても開けていても構いまわない。実際の座禅では半眼といって薄く目を開くようにするものの,慣れないうちは却ってまぶたに意識が向きすぎることもあるので,目を軽く閉じる方がやりやすいだろう。

　準備ができたなら,口からもしくは鼻から空気が入ってくること,そして空気が出て行くことに注意を向ける。空気がどのように入ってくるかに注意を向けよう。口からで

も鼻からでも構いまわない。ただ，その流れに注意を向けるのだ。同じように，空気が出て行く流れにも丁寧に注意を向けよう。このとき呼吸の仕方を調整する必要はない。仮に呼吸が荒いなら荒い呼吸に，ゆっくりならゆっくりとした呼吸に注意を向け，ただそれを観察していればいい。呼吸しているときの肩や胸の動きにも注意を向けよう。空気が入ってくると胸や肩が上がりお腹が膨らむだろう。反対に空気が出て行くと胸や肩が下がってお腹がへこむだろう。空気が入り出て行くときの身体の変化に注意を向け続けるのだ。

　呼吸に注意を向けるエクササイズを実践するときは，こうした実践をごく短い時間から始めて徐々に時間を延ばしていくようにする。また，慣れてきたら，胸や肩，お腹以外の身体の部分にも注意を向けたり，音や匂いにも注意を向けるようにしていく。さらには，呼吸している時の感情が身体のどのあたりにどんな風にやってきては去って行くのかを観察したり，さまざまな考えがやってきては去って行く様子を観察するようにする。こうしたエクササイズをひたすら繰り返すことによって，自分自身の感情や思考に飲み込まれてしまいそうなときに，自分自身と周囲とを思いやりを持ちつつも冷静にものごとを捉える安定した視点を身につけることができるようになる。

【三田村仰】

★Topic ― 9　高次脳機能障害

　病気や事故によって，脳に損傷が生じた場合に起こるのが高次脳機能障害である。その場合損傷した個所により，以下のような症状の中のいくつかを示すとされる（橋本，2007）。

- ・精神的に疲れやすい（易疲労性）
- ・集中力が無い（注意障害）
- ・からだの半分から左，もしくは左の空間について気づかなくなる（半側空間無視）
- ・ことばを理解・表現できない（失語）
- ・新しく何かを憶えられない（記憶障害）
- ・ある状況のもとで正しい行動がとれない（失行）
- ・抑制がきかない（脱抑制）
- ・ものごとを自分から始められない（意欲・発動性の低下）
- ・自分で何か判断できない（判断力の低下）
- ・物事を計画して実行することができない（遂行機能障害）
- ・自分の病気への認識がない（病識の欠如）

脳血管障害が生じた箇所による失語，失行，遂行機能障害などは，以前は巣症状（そうしょうじょう）と言われ，治療・リハビリテーションが重ねられてきた。それが学術用語として「高次脳機能障害」として，脳損傷に起因する認知障害全般を指し，この中にいわゆる巣症状としての失語・失行のほか，記憶障害，注意障害，遂行機能障害，社会障害が含まれるとなった（国立障害者リハビリテーションセンター，高次脳機能障害情報・支援センターHP）。これは2001年度から開始された高次脳機能障害支援モデル事業によって，診断，リハビリテーション，生活支援の必要な人たちが存在することが明らかになったことによる。

　高次脳機能障害支援モデル事業が開始された背景には，交通事故による頭部外傷の増加によって，日常生活の自立や対人関係が困難になったりする状況が生じていた。しかし，このような頭部外傷の約15％の人たちは，受傷後意識障害が無いと見なされるかあるいはあっても6時間以内であるとか，画像（MRIやCT）に異常所見が見られないために，事故の妥当な補償が得られないことがあった。日常生活の自立の困難等の問題を抱えながら，身体障害にも精神障害にも認定されず「見えない障害」とも言われたこともあり，社会問題となっていたということがあった。そこで脳神経外科医やリハビリテ

204 ┃ 第4部　メンタルヘルスを維持する方法

ーション科医等により，軽微な高次脳機能障害を見落とさないようにとの提言があり，2004年に厚生労働省の「高次脳機能障害診断規準」が出た。ここでは診断規準から意識障害がある，ということは消えている（山口，2017）。そして高次脳機能障害は精神障害として認定されることになった。ただし失語のある高次脳機能障害の人は，言語機能の喪失があるため身体障害者手帳を取得できるとなっており，利用者から見ると制度の理解は簡単ではないように思える。そして厚生労働省の診断規準による「高次脳機能障害」には，意識障害の有無の項目が消えているにもかかわらず，未だに自賠責保険，労災保険にはそれが存在し，齟齬が生じているという事実がある（山口，2017），ということも問題だろう。

　高次脳機能障害は，脳梗塞，脳出血，くも膜下出血などの脳血管障害や，事故になどによる脳外傷，脳炎，低酸素脳症などで脳を損傷した後現れる場合がある（橋本，2007）とされるが，山口（2017）は2009年2月の毎日新聞の，アフガニスタンやイラクでの「テロとの戦い」に参加した米兵のうち脳に直接の損傷が無く爆風を受けただけで，帰国後「高次脳機能障害」を生じていることが判明したという記事を紹介している。

　高次脳機能障害に関する相談は，各都道府県に高次脳機能障害者支援センターが設置されている。センターによっては，相談以外にもグループワークを実施しているところもある。

【藤　信子】

★Topic — 10　スクールカウンセラー

　スクールカウンセラーは，心理職をめざす学生にとても人気の高い職業である。それはそのはずで，スクールカウンセラーは1995年より旧文部省より「スクールカウンセラー活用調査研究委託事業」として開始され，その後，2001年より文部科学省は「スクールカウンセラー活用事業補助」として本格的に制度化された。そして，順次配置が行われ，2006年には全国で約1万校に配置・派遣されるに至っていたものの，法的に位置づけられていなかった。2017年にようやく学校教育法施行規則の一部を改正する省令によってスクールカウンセラーの職務が法的に規定されることとなった。学生にとって，心理職が学校にいるのは当たり前の景色になっていて，その職業に憧れるということは自然である。

　スクールカウンセラーが設置された目的は，近年のいじめの深刻化や不登校児童生徒の増加など，児童生徒の心の在り様と関わる様々な問題が生じていることを背景として，児童生徒や保護者の抱える悩みを受け止め，学校におけるカウンセリング機能の充実を図るため，臨床心理に専門的な知識・経験を有する学校外の専門家を積極的に活用する必要が生じてきたためである（文部科学省）。学校へのアンケート調査では，スクールカウンセラーの効果を評価する意見が多く，「スクールカウンセラーに対してあった相談等の割合」については，スクールカウンセラーの配置が多い中学校について，約5割が児童生徒からの相談，約3割が教職員からの相談，約2割が保護者からの相談であった（文部科学省，2007）。このことから，教職員に対する児童・生徒へのアセスメントや助言，保護者対応に必要な家族理解，児童・生徒に向き合うための発達理解など，非常に高度な対応能力が必要であり，さらにスクールカウンセラーは相談室に待機するのではなく，積極的に学校全体をコミュニティと考えた上で対象者へ接近していく活動が必要となる。また，スクールカウンセラーは学校関係者から離れた外部性・第三者性が評価されており，外部の人間でありつつ，内部にかかわっていくという難しい立ち位置を週1日で行う必要がある。

　以上のことを考えると，心理職の初任者はなおのこと，任務を果たすことができないケースもあり，課題となっている。そのため，各臨床心理士会が中心となって教育委員会をサポートし，スクールカウンセラーに対するスーパービジョン体制等が構築されている。

　スクールカウンセラーの勤務形態は，非常勤職員で，その8割以上が臨床心理士であ

る。また，相談体制は1校あたり平均週1回，4〜8時間といった学校が多い。そのため，配置の拡充に対する希望が多く，課題になっている。現在，スクールカウンセラーの選考は，公認心理師，臨床心理士，精神科医，児童生徒の心理に関して高度に専門的な知識及び経験を有した大学教員，都道府県又は指定都市が上記の各者と同等以上の知識及び経験を有すると認めた者となっている。このような高度な専門性を確保しなければならない一方で，賃金は1時間あたり約5000円と時給あたりの単価では高いが，実質の勤務時間が少なく，1校から2校の勤務で月給換算で8〜16万円程度となり，スクールカウンセラーだけでは生計を立てることができないため，兼業を余儀なくされている現状がある。児童・生徒のこころの安定には，心理職の経済的安定は欠かすことができない。スクールカウンセラーの常勤化というこれらを改善する取り組みが進みつつあり，今後，その動向が注目されている。

【赤田太郎】

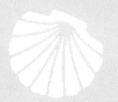

★Topic ― 11　スクールソーシャルワーカー（SSW）

　スクールソーシャルワーカーは，SSWと略され，学校などの教育領域において，ソーシャルワークつまり社会福祉の専門的な援助技術を活用して支援を行う職員であり，福祉の専門職である。わが国のスクールカウンセラーは1995年から全国的に活動が始まったが，SSWは2008年からと歴史も浅く，社会的にも十分認知されているとは言えず，その活動内容の理解もすすんでいない。SSW の担い手は，社会福祉士または精神保健福祉士という福祉の国家資格を有する者が原則とされており，実際に資格を持つ者が増えてきているが，まだ資格を有していない者も多数あり，SSWの専門性や活動のスタイルが模索されている段階である。

　ソーシャルワークとは，人の福利つまり幸せを増進するため，何らかの困難が生じている人を援助する営みである。そこで，いずれの困難も，その人と彼を取り巻く環境との関係に課題があるととらえ，その人と環境との接点に関与することをねらう。そのため，人については人間の行動に関する理論を，環境については社会システムに関する理論等を基礎に，人のエンパワメントや人間関係，社会の側の変革など，多面的な視点から状況を把握し，援助することを模索する。特に人の行動や感情，対人関係などに関心を向けた場合は，心裡学の知見などを活用することも多いので，その部分だけを見るとカウンセラーとの違いが分かりにくい場合も生じる。一方で，政策や法令なども視野に入れて，関係機関と連携をしたり，社会資源と呼ばれる，人や物や資金や制度などの様々な仕組みを活用して支援しようと試みる点に，SSWの特徴がある。

　支援する課題は，福祉ということから貧困や虐待などが想像されやすいが，それらも含めて，困難のほとんどは環境という課題を含むので，不登校やいじめ，暴力などさまざまな困難に対応するという点では，スクールカウンセラーと同じである。またアセスメントを前提として支援を組み立てるが，ここでいうアセスメントは，心裡アセスメントだけでなく，家庭環境や血縁関係，親権や経済状況といった様々な要素を読み込んだ，いわば包括的で広いアセスメントが不可欠とされる。また，活動のスタイルとして，関係者に直接面接や引率などの働きかけを行う直接支援と，本人に働きかけるよりも，教師やカウンセラーや関係機関など，援助する側の人たちが上手く動けるように協働する間接支援を中心とする活動スタイルとがあり，もっとも効果的な方法の選択が求められる。

　ところで，文部科学省の省令に学校教育法施行規則というものがあり，2017（平成

29）年春の改訂で，第65条の2に「スクールカウンセラーは，小学校における児童の心理に関する支援に従事する」，第65条の3に「スクールソーシャルワーカーは，小学校における児童の福祉に関する支援に従事する」という新しい条文が加えられた。ここにはれて，スクールカウンセラーとスクールソーシャルワーカーとが，学校の職員として正式に位置づけられることとなった。今後は，チーム学校と呼ばれるように，カウンセラーとSSWとが，協働して学校を支援し，結果として児童生徒の支援を行うことが求められている。

【野田正人】

★Topic ― 12　学生相談

　多くの大学には在学生が無料で相談できる学生相談機関がある。その名称は，学生相談室，保健管理センター，カウンセリングルーム，サポートルームなどさまざまであるが，学内で果たす役割はほぼ共通している。一対一のカウンセリングを基本としながら，少人数のメンバーで気軽に話し合いをするような場を設けているところもある。それは茶話会のようなもので，人と関わるのが苦手な人にとって「練習場」のような意味がある。学生相談室のスタッフは，必要に応じて，ゼミの教員，事務職員，保護者などと連携しながら学生をサポートする。もちろん，学生の個人情報について十分な注意と配慮をしながらである。

　学生相談機関に持ち込まれる「悩み」は多岐にわたる。相談内容を大まかに分けると，学業の問題，進路の問題，友人関係，家族関係など対人関係の問題，自分についてじっくり考えたいという自己探求の問題，不安，抑うつなどの心理的問題などがある。いくつかの問題が重なり合うことも少なくない。たとえば，学業や進路の問題で深刻に悩み，抑うつ状態になるというように。学生相談の特徴の一つは，学生生活に関わる困りごとや悩みごとを幅広く受けつける間口の広さである。

　カウンセリングを受けることにためらいや抵抗を感じる人は少なくないし，そのように感じるのはもっともだという面がある。ためらいや抵抗の裏には，人からどう見られるか気になる，自分のことをカウンセラーに知られたくない，カウンセリングを受けなければならない自分が情けないなどの気持ちがあると考えられる。しかし近年では，学生相談機関の敷居がいくぶん低くなっているようにも思われる。小中高にスクールカウンセラーが広く配置されるようになったために，カウンセリングが以前よりも身近なものになり，そのことがカウンセリングに対するためらいや抵抗を和らげているのかも知れない。それは悪いことではない。カウンセリングは何かの問題を抱えて悩んでいる人のためにあるが，悩みを抱えていること自体は，その人の人間としての価値をおとしめるものではないからである。カウンセリングは自分について考える場であり，自分を成長させるためにあると理解するのが適切である。学生相談機関の利用を促すために作ったある大学のポスターに「あしたの自分を，探しにおいで」というキャッチコピーがあった。

　大学は4年の課程であるが，その間にはいくつかの段階がある。つまり，大学生活にもライフサイクルと呼べるものがある。それは，おおむね1回生の時期にあたる入学期，

210 ｜ 第4部　メンタルヘルスを維持する方法

おおむね2,3回生の時期にあたる中間期,おおむね4回生の時期にあたる卒業期の3つの段階からなり,それぞれの時期にはそれぞれの課題があると考えられる。入学期の課題は大学という新しい環境に適応していくこと,中間期の課題は,だいぶなじんできた大学という場の中で,自分なりにさまざまなことを体験しながら自分を見つめることが課題である。また,卒業期は,中間期の経験をふまえながら社会に出て行く準備をすることが課題である(鶴田, 1998)。

最近,発達障害の学生をどうサポートしていけばいいのかということが,多くの大学の学生相談機関において共通の問題意識になっている(高石・岩田, 2012)。学生相談も時代の状況に応じて変化していかなければならないと言える。

【徳田完二】

★Topic — 13　文化と心のケア

　自然災害は人々に大きな物質的な損失をもたらすだけではなく，精神面においても大きな衝撃を与える。自然災害の多い日本では，災害危機後の被災者への心のケアについて多くの研究調査が行われている。奥尻島地震後の被災者の心理的反応の調査とその支援が端緒であろう（藤森・藤森・山本，1995）。そして，河合（1995）は阪神淡路大震災後に，心理的支援を総称して「こころのケア」と呼び，マスメディアを通して，「こころのケア」は広く周知されるようになったと指摘している。

　2008年5月12日に発生した四川大地震は，中国では汶川地震とも呼ばれている。中国においては災害後の心理支援に関する実践，および研究は四川大地震の発生後から急増しており，災害，及び危機後の心のケアについて「心理援助」という言葉を使っている。

　日本心理臨床学会，日本臨床心理士会も中国心理学会からの要請を受け専門家チームが被災地へ派遣された。日本では阪神大震災後の研究蓄積から，災害後の心のケアにおいて，被災している人々の文化的な背景を理解することが欠かせない，すなわち「文化と宗教を尊重する」ことの重要性が強調されている。例えば，四川省において麻雀は人々の生活に根づいたものであるが，震災後，海外ボランティアが支援活動をしている横で被災者が卓を囲み，顰蹙（ひんしゅく）を買ったという有名な逸話がある。しかし日常の習慣を取り戻すというのは心の余裕が出てきたことの表れであり，心理学的には良い傾向であるといえよう。そうした文化や慣習への理解なくしては心のケアは促進されないのである。

　日本の心理臨床の専門家は，四川大地震後の支援として，現地の子どもたちが災害後の心のケアについて学ぶための紙芝居を用いた取り組みを行った。その際，紙芝居に登場する主人公をカバからパンダに変えるなど，現地の子どもに馴染みやすいよう細やかな工夫を凝らした（図T13・1，13・2）。

　四川大地震の心のケアに関わる活動や研究は，2011年の東日本大震災でも活かされた。東日本の被災者の特徴は，「あいまいな喪失」であるといえよう。ボス（1999）は，親密な関係にある人の身体的あるいは心理的な存在，あるいは不在に関するあいまい性がある場合に，その状況をあいまいな喪失と呼んでいる（吉，2018）。あいまいな喪失には，2つのタイプがある。ひとつは，身体的には不在であるが心理的に存在していると認知されることにより経験される喪失であり，自然災害で大切な人が行方不明になってしまう場合などにあてはまる。もうひとつは，身体的には存在しているが，心理的

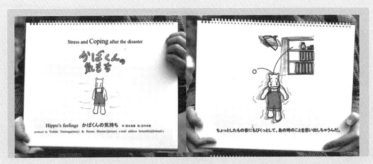

出所：かばくんの気持ち（作：冨永良喜，絵：志村治能）

図T13・1　日本の心理臨床専門家の作った心のケアを学ぶ紙芝居「かばくんの気持ち」

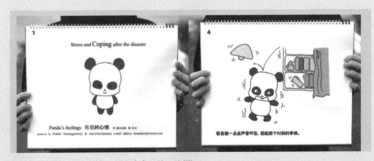

出所：Panda's feeling（作：冨永良喜，絵：陈娟）

図T13・2　「かばくんの気持ち」の中国語バージョン，「パンダくんの気持ち」

に不在であると認知されることにより経験される喪失である。例えば，親密な関係にある人が，認知症の進行により，もはや「あの頃のあの人」でなくなってしまう場合などが挙げられる。

　こうした喪失による心身の回復においても地域の文化や宗教を考慮することが重要になる。PTSDの治療法や心のケアの手法の多くは西欧で生まれたものであり，アジア諸国の文化に適用しない場合がある。したがって，現在，日本，中国や東南アジアの研究者と連携し，文化を考慮に入れたアジア独自の心のケアのあり方の構築に取り組んでいる。

【吉　沅洪】

参考文献

第1部

▶▶1章

笠原 嘉（1981）不安の病理，岩波書店.

徳田完二（2013）「大学生の生活習慣と精神的健康に関する予備的研究——生活習慣，レジリエンス，および睡眠について——」立命館人間科学研究27号91-100頁.

徳田完二（2000）「成長・変容を支えるさまざまな心理技法Ⅰ——心理的援助の基盤と来談者中心カウンセリング」村瀬嘉代子・三浦香苗・近藤邦夫・西林克彦編，青年期の課題と支援，新曜社，114-119頁.

▶▶2章

Canon, W.B. (1929) Organization for physiological homeostasis. *Pysiol Rev*, 9, 399-431.

Erikson, E. H.,I. (1959) *Identity and the Life Cycle*, International Universities Press, 西平直ほか（訳）(2011) アイデンティティとライフサイクル, 誠信書房

Folkman, S. & Lazarus R.S. (1988) The relationship between coping and emotion: implications for theory and research, *Soc Sci Medaw*. 26, 309-317.

Holmes, T.H.& Rahe, R.H. (1967) The social readjustment rating scale. *J. Psychosom. Res*, 11, 213-218.

岩田昇（1997）「主観的ストレス反応の測定」産業ストレス研究5巻1号，pp.7-13

Kannar, A.D.,Coyne, J.C.,Schaefer,C.,& Lazarus,R.S. (1981) Comoparison of two modes of stress measurement : dairy hassles and uplifts versus major life events. *J Behav Med*. 4, 1-39.

Lazarus, R.S. & Folkman, S. (1984) *Stress, Appraisal, and Coping*. Springer.

Selye, H. (1946) The general adaptation syndrome and the disease of adaptation. *Journal Clinical endocrinology*, 6, 117-230.

第2部

▶▶3章

Erikson, E. H. &Erikson, J. M.（1997）*The Life Cycle Completed* Expanded Edition. W. W. Norton & Company. 村瀬孝雄・近藤邦夫訳（2001），ライフサイクル，その完結〈増補版〉，みすず書房.

日潟淳子（2010）「中年期の時間的展望とメンタルヘルス」岡本祐子編，成人発達臨床心理学ハンドブック——個と関係性からライフサイクルを見る，ナカニシヤ出版，77-83頁.

岡本祐子・深瀬裕子編（2013）エピソードでつかむ生涯発達心理学，ミネルヴァ書房.

岡本祐子他（2010）「成人期の発達・臨床の理論」岡本祐子編，成人発達臨床心理学ハンドブック——個と関係性からライフサイクルを見る，ナカニシヤ出版，10-30.

岡村清子（2010）「家族の生涯発達——社会学的視点から見た課題」岡本祐子編，成人発達臨床心理学ハンドブック——個と関係性からライフサイクルを見る，ナカニシヤ出版，173-186頁.

大藪泰（2014）「発達心理学における生涯発達」大藪泰・林もも子・小塩真司・福川康之編，人間関係の生涯発達心理学，丸善出版，1-13頁.

白井利明（2010）「時間的展望」岡本祐子編，成人発達臨床心理学ハンドブック——個と関係性からライフサイクルを見る，ナカニシヤ出版，72-77頁.

やまだようこ（1995）「生涯発達をとらえるモデル」無藤隆・やまだようこ編，講座 生涯発達心理学1 生涯発達心理学とは何か，金子書房，57-92頁.

▶▶4章

Ainsworth, M. D. S., Blehar, M. C., Waters, E., & Wall,S. (1978): *Patterns of Attachment ; A Psychological Study of the Strange Situation*. Hillsdale, NJ: Lawrence Erlbaum Associates.

Bridges, K. M. B. (1932) Emotional, development in early infancy, *Child Development*(3). 324-341.

Fantz, R. L. (1961) The origin of form perception, *Scientific American*, 202(5), 66-72.

数井みゆき・遠藤利彦編著（2007）「アタッチメントと臨床領域」ミネルヴァ書房.

菊水健史・茂木一孝（2017）「特集 幼少期ストレス負荷によるストレス脆弱性の形成と情動・高次機能障害発症機序の解明，幼少期ストレス負荷による情動行動の変化」日本薬理学雑誌，149巻(2)，66-71頁.

繁田進監修・向田久美子・石井正子編著（2017）新乳幼児発達心理学——もっと子どもがわかる好きになる——，福村出版.

▶▶5章

エリクソン,E.H. 村瀬孝雄・近藤邦夫（訳）（1989）ライフサイクル，その完結，みすず書房.

林弥生著・小杉正太郎編・海保博之監修（2010）朝倉心理学講座19，ストレスと健康の心理学，第3部「学校とストレス」，朝倉書店.

文部科学省（2013）いじめの問題に関する施策.

村井俊哉・森本恵子・石井信子編（2015）メンタルヘルスを学ぶ，ミネルヴァ書房.

関根剛著・永井徹監修（2012）乳幼児期・児童期の臨床心理学「第9章——児童期の発達課題と心の病理——」159-174頁.

澤聡美・水野カオル・松澤あかり（2017）「発達に気がかりがある子どもが楽しく運動を継続するためのコラボレーション型支援体制の試み」富山大学人間発達科学研究実践総合センター紀要第12号，通巻34号，161-170頁.

嶋田洋徳・坂野雄二・上里一郎（1995）「学校ストレスモデル構築の試み」ヒューマンサイエンスリサーチ(4)，53-68頁.

汐見稔幸（2013）本当は怖い小学一年生，ポプラ社.

田中乙葉・越川房子・松浦素子（2014）「自己教示訓練を用いたストレスマネジメントプログラムの検討——プログラムの効果と参加者による評価——」ストレス科学研究(29)，68-76頁.

▶▶6章

阿江竜介・中村好一・坪井聡・古城隆雄・吉田穂波・北村邦夫（2012）「わが国における自傷行為の実態——2010年度全国調査データの解析」日本公衛誌 59巻第9号，665-673頁.

馬場禮子・永井徹（1997）ライフサイクルの臨床心理学，培風館.

エンパワメントかながわ（2017）デートDV白書VOL5——全国デートDV実態調査報告書.

エリクソン, E. H.・エリクソン, J. M. 村瀬孝雄・近藤邦夫（訳）（2001）ライフサイクル，その完結〈増補版〉，みすず書房.

法務総合研究所編（2001）法務総合研究所研究部報告11——児童虐待に関する研究（第1報告）.

上長然（2007）「思春期の身体発育のタイミングと抑うつ傾向」教育心理学研究55，370-381頁.

厚生労働省自殺対策推進室・警察庁生活安全局生活安全企画課(2018)平成29年中における自殺の状況.

内閣府（2015）「男女間における暴力に関する調査」〔平成26年度調査〕

日本性教育協会編（2013）「若者の性」白書——第7回青少年の性行動全国調査報告，小学館.

▶▶7章

青木省三（2001）思春期の心の臨床，金剛出版.

安齊智子（2003）「居場所概念の変遷」発達，96，33-37頁.

Erikson, E. H. (1968) *Identity-Youth and Crisis*. New York: W. W. Norton. 岩瀬庸理訳（1969）主体性：青年と危機，北望社.

保坂亨・岡村達也（1986）「キャンパス・エンカウンター・グループの発達的・治療的意義の検討一ある事例を通して」心理臨床学研究，4，15-26頁.

石本雄真（2009）「居場所概念の普及およびその研究と課題」神戸大学大学院人間発達環境学研究科研究紀要，3，93-100頁.

松下姫歌・吉田芙悠紀（2007）「現代青年の友人関係における"希薄さ"の質的側面」広島大学大学院教育学研究科紀要，56，161-169頁．

中藤信哉（2015）「「居場所」概念と日本文化の関連について」京都大学大学院教育学研究科紀要，61，1-10頁．

中島喜代子・倉田英理子（2004）家庭，学校，地域における子どもの居場所，三重大学教育学部研究紀要．人文・社会科学55，65-77頁．

則定百合子（2008）「青年期における心理的居場所感の発達的変化」カウンセリング研究，「41, 64-72頁．

小畑豊美・伊藤義美（2001）「青年期の心の居場所の研究――自由記述に表れた心の居場所の分類――」情報文化研究14，59-73頁．

岡田努（1992）友人とかかわる 松井豊編 対人心理学の最前線 サイエンス社，22-16頁．

Santrock, J. W. (2012) *Adolescence* 14th edition. McGraw-Hill.

杉本希映・庄司一子（2006）「居場所」の心理的機能の構造とその発達的変化，教育心理学研究54，289-299頁．

山中一英（1995）対人関係の親密化過程に関する質的データに基づく一考察，名古屋大学教育学部紀要，教育心理学科42，127-134頁．

▶▶ 8章

Hurrell, J. J. Jr. & McLaney, M. A. (1998) Exposure to job stress: A new psychometric instrument. *Scand. J. Work Environ Health* 14 (suppl.1), pp.27-28.

厚生労働省（1999，2011改定）心理的負荷による精神障害等に係る業務上外の判断指針．

―― (2001) 脳血管疾患及び虚血性心疾患（負傷に起因するものを除く）の認定基準について（基発第1063号）．

―― (2012a) 職場のいじめ・嫌がらせ問題に関する円卓会議．

―― (2012b) 平成24年労働者健康状況調査．

―― (2015) メンタルヘルス指針（健康保持増進のため指針公示第3号）．

――自殺対策推進室・警察庁生活安全局生活安全企画課（2018）「平成29年中における自殺の状況」

Sauter, S. L., Lim, S. Y., Murphy, L. R. (1994) Organizational Health: A New Paradigm for Occupational Stress Research at NIOSH.『産業精神保健』pp.248-254.

▶▶ 9章

ベネッセ教育総合研究所（2010）第1回妊娠出産子育て基本調査・フォローアップ調査（1歳児期）報告書．

平山順子（1999）「家族を「ケア」するということ――育児期女性の感情・意識を中心に」家族心理学研究，13(1)，29-47頁．

稲葉昭英（2001）「夫婦間のサポートパターンと発達的変化」岩井紀子編，家族生活についての全国調査（NFR98）報告書 No. 2-3: 現代日本の夫婦関係（日本家族社会学会 全国家族調査（NFR）研究会），59-70頁．

井上清美（2001）「家庭内部における孤独感と個人化傾向――中年期夫婦に対する調査データから」家族社会学研究No.12(2)，237-246頁．

柏木惠子（2003）家族心理学――社会変動・発達・ジェンダーの視点，東京大学出版会．

柏木惠子（2013）『おとなが育つ条件――発達心理学から考える』岩波書店．

国立社会保障・人口問題研究所（2016）〔2015年実施〕第15回出生動向基本調査．

厚生労働省（2010）平成22年度出生に関する統計．

―― (2017a) 平成28年人口動態統計．

―― (2017b) 平成29年度版自殺対策白書．

―― (2017c) 平成28年度人口動態統計特殊報告「婚姻に関する統計」の概況．

内閣府（2011）結婚・家族形成に関する調査．

―― (2021) 男女間における暴力に関する調査報告書．

小田切紀子・菅原ますみ・北村俊則・菅原健介・小泉智恵・八木下暁子（2003）「夫婦間の愛情関係と夫・妻の抑うつとの関連――縦断研究の結果から」性格心理学研究第11巻第2号，61-69頁．

裁判所（2016）平成27年度司法統計

総務省（2017）平成28年社会生活基本調査

菅原ますみ（1998）「父親の育児行動と夫婦関係，そして子どもの精神的健康との関連——生後11年の追跡調査から」教育と情報平成10年6月号7-12頁．

兪帽喜蘭（2014）「夫婦の葛藤解決方略と結婚満足度に関する日韓比較研究」東北大学大学院教育学研究科研究年報63集第1号，159-175頁．

▶▶10章 ──

ベネッセ次世代育成研究所（2011）第1回妊娠子育て基本調査・フォローアップ調査．

福丸由佳・無藤隆・飯長喜一郎（1999）「乳幼児期の子どもを持つ親における仕事観，子ども観：父親の育児参加との関連」発達心理学研究第10巻第3号，189-198頁．

柏木惠子（2003）家族心理学——社会変動・発達・ジェンダーの視点，東京大学出版会．

木田淳子・大谷直美（1992）「父親の子育て参与に関する家族関係的考察（第1報）職業的要因および家族静態——相互作用的要因が及ぼす影響」日本家政学会誌43(8)，721-733頁．

数井みゆき（2004）虐待の連鎖をストップする，無藤隆・岡本祐子・大坪治彦編，よくわかる発達心理学，ミネルヴァ書房，180-191頁．

国立社会保障・人口問題研究所（2015）第15回出生動向基本調査．

厚生労働省（2015a）人口減少社会に関する意識調査．

──（2015b）妊娠等を理由とする不利益取扱いに関する調査の概要．

──（2017）平成28年度全国ひとり親世帯等調査結果報告．

──（2020）男性の育児休業取得促進等に関する参考資料集．

三菱UFJリサーチ＆コンサルティング（2014）子育て支援策等に関する調査報告書概要．

内閣府（2018）仕事と生活の調和レポート．

岡本祐子・松下美知子編（1994）女性のためのライフサイクル心理学，福村出版．

総務省（2017）平成28年社会生活基本調査．

竹原健二・野口真貴子・嶋根卓也・三砂ちづる（2009）「豊かな出産体験がその後の女性の育児に及ぼす心理的な影響」日本公衛誌第56巻5号，312-321頁．

▶▶11章 ──

Antonovsky, A, (1987) *Unraveling the mystery of health*. San Francisco: Jossey-Bass Publishers. 山崎喜比古・吉井清子監訳（2001）健康の謎を解く——ストレス対処と健康保持のメカニズム，有信堂高文社．

森岡正芳（2012）「うつ」の現在——基本的な考え方．臨床心理学，12-4.3-8頁．

森岡正芳編（2015）臨床ナラティヴアプローチ，ミネルヴァ書房．

岡本祐子・松下美知子編（1994）女性のためのライフサイクル心理学，福村出版．

Singer, D. G. Singer, J. L. (1990) *The House of make-believe*. Cambridge, Mass :Harvard University Press. 高橋たまき・無藤隆・戸田恵子・新谷和代訳（1997）遊びがひらく想像力，新曜社．

和辻哲郎（1961）自叙伝の試み（中公文庫版（1992））中央公論社

山口智子（2013）「回想法——技法からコミュニケーションの回復へN」ナラティヴとケア4，39-45頁．

山口智子（2018）「生涯発達としての「老い」——多様な関係性・コミュニティの力とプロダクティブ・エイジング」臨床心理学18-2，212-215頁．

▶▶12章 ──

Antonovsky, A, (1987) *Unraveling the mystery of health*. San Francisco: Jossey-Bass Publishers. 山崎喜比古・吉井清子監訳（2001），健康の謎を解く——ストレス対処と健康保持のメカニズム，有信堂高文社．

麻生祐貴（2018）「パーソナル・ナラティヴから捉える「健康」の可能性——Salutogenesisの観点から——」立命館大学大学院応用人間科学研究科2017年度修士論文．

クラインマン，アーサー（著），江口重幸他（訳）（1996）病いの語り——慢性の病いをめぐる臨床人類学——，誠信書房．

ラザルス，リチャード（著），本明寛（監訳）（2004）ストレスと情動の心理学——ナラティブ研究
　の視点から——，実務教育出版，240頁．
中川恵（2017）「大動脈瘤を抱えて生きる患者のナラティヴ」立命館大学大学院応用人間科学研究科
　2016年度修士論文.

▶▶ 13章
河合隼雄（2000）未来への記憶——自伝の試み，岩波書店，62頁．
岸本寛史（2015）緩和ケアという物語——正しい説明という暴力．創元社，，32-34頁．
シュナイドマン，エドウィン（著），高橋祥友（訳）（1993/2005）シュナイドマンの自殺学——自己
　破壊行動に対する臨床的アプローチ．金剛出版，2005，p23-32頁．

★Topic——2
赤田太郎（2010）保育士ストレス評定尺度の作成と妥当性の検討，心理学研究, 81(2), 158-166頁．
西坂小百合（2002）幼稚園教諭の精神的健康に及ぼすトレハーディネス，保育者効力感の影響．
　教育心理学研究, 50, 283-290頁．
★Topic——3
はたさちこ・藤井ひろみ・桂木祥子（2016）学校・病院で必ず役立つLGBTサポートブック，保
　育社．
樋口亜瑞佐（2017）セクシャリティの多様性とこれからの社会的養護の可能性，2016年度
　資生堂児童福祉海外研修報告書——カナダ児童福祉レポート——，公益財団法人 資生堂社会福
　祉事業団．
★Topic——4
ボス, P.（2005）「さよなら」のない別れ 別れのない「さよなら」——あいまいな喪失, 南山浩二,
　訳，学文社．
平山史朗（2001）「長期不妊症患者に対するカウンセリング」久保春海編，不妊カウンセリング
　マニュアル，メジカルビュー社，160-168頁．
安田裕子（2012）不妊治療者の人生選択——ライフストーリーを捉えるナラティヴ・アプローチ，
　新曜社．
安田裕子（2016）「不妊治療と夫婦関係」宇都宮博・神谷哲司編，夫と妻の生涯発達心理学——
　関係性の危機と成熟，福村出版，103-116頁．
★Topic——5
手塚千鶴子（2013）「若者の異文化体験——揺らぐマイナスとプラス—」佐藤仁美・西村喜文編,
　（改訂版）思春期・青年期の心理臨床，放送大学教育振興会，85-99頁．

第3部

▶▶ 14章
石井守（2005）ひきこもり・青年の出発，新日本出版社．
野田彩花・山下耕平（2017）名前のない生きづらさ，子どもの風出版会．
畑島喜久生（1997）「いじめ」「不登校」という教育のひずみ，高文堂出版社．
文部科学省（2016）平成27年度「児童生徒の問題行動等生徒指導上の諸問題に関る調査」（速報値）
　の概要　中央教育審議会初等中等教育分科会資料3-1.
コウィー，ヘレン；シャープ，ソニア（1997）学校でのピア・カウンセリング，川島書店．
増田梨花（2010）絵本を用いた臨床心理面接法に関する研究——不登校生徒に対する読み合わせ面接
　を通して——，ナカニシヤ出版．
増田梨花（2013）「絵本を媒介にしたピア・サポートトレーニングとピア・サポート活動——登校
　渋りの中学生に対する試みから——」日本ピア・サポート学会　第12回総会・研究大会，論文集
　26頁．
増田梨花・春日井敏之・小池英梨子・白川愛子・鄭平陽・山中裕美子（2013）「ピア・サポートプロ

参考文献 ｜ 219

グラムを活かした高大連携の実践」日本ピア・サポート学会　第12回総会・研究大会論文集，38頁.

増田梨花・石谷泰枝・近藤充代・山口権冶（2013）「養成講座に向けてのミニ・ピア・サポート活動」日本ピア・サポート学会　第12回総会・研究大会論文集，39頁.

増田梨花・松下健・松田東子・篠村健人・小袋伸枝・五十嵐恵子・工藤里佳子・遠藤志乃・小沢友紀雄（2013）私立の全日制A高等学校におけるカウンセリングルーム（ぴあっこルーム）の取り組み──絵本を活用したピア・サポート活動の展開──　第60回日本学校保健学会　総会・研究大会，論文集22頁.

森川澄男（1998）学校の活性化の支援──学校コンサルテーションとその学校資源の活用，臨床心理士のスクールカウンセリング3──全国活動の実際，誠信書房.

森川澄男（2000）ピア・サポート活動（中学校）現代のエスプリ別冊「臨床心理士によるスクールカウンセラー　実際と展望」至文堂.

森川澄男（2000）「ピア・サポートの広がり」現代のエスプリ，407号，至文堂.

山口健治（2017）「不登校・いじめを起こさない集団づくりーピア・サポートに学ぶ」公認財団法人モラロジー研究所，2-4頁，46頁.

▶▶15章

Hollander, Michael,(2008) *helping teens who cut-UNDERSTANDING AND ENDING SELF-INJURY-*.by The Guilford Press A Division of Guilford Publications, Inc./藤澤大介・佐藤美奈子（訳）（2011）自傷行為ハンドブック──弁証的行動療法に基づく援助──，星和書店.

Matsumoto, T., Yamaguchi, A., Chiba, Y., et al(2004) Patterns of self-cutting: A preliminary study on differences in clinical implications between wrist- and arm- cutting using a Japanese juvenile detention center sample. *Psychiatry and Clinical Neuroscience* 58: 377-382.

松本俊彦（2017）自傷行為の理解と援助──「故意に自分の健康を害する」若者たち，日本評論社，20頁.

南条あや（2000）卒業式まで死にません──女子高生南条あやの日記──，新潮文庫.

斎藤環（2001）「ひきこもり」現代のエスプリ403，至文堂，60-69頁.

斎藤環（2011）「ひきこもりの心理状態への理解と対応」内閣府ひきこもり支援者読本pdf版.

高野悦子（2009）二十歳の原点　新装版，カンゼン.

Walsh, B. W. & Rosen, P. M. (2005) *Self-mutilation-theory, research, & treatment*, Guilford Press. New York, 1988. 松本俊彦他訳（2005）自傷行為　実証的研究と治療指針，金剛出版.

http://www8.cao.go.jp/youth/kenkyu/hikikomori/handbook/ua_mkj_pdf.html.p3-17.

▶▶16章

廣井亮一（2005）「家庭裁判所にやってくる子どものウェルビーイング」現代のエスプリ，453，151-159頁.

廣井亮一（2012a）司法臨床入門　第2版──家裁調査官のアプローチ，日本評論社.

廣井亮一（2012b）カウンセラーのための法と臨床──離婚・虐待・非行の問題解決に向けて，金子書房.

廣井亮一（2012c）「加害者臨床の目的」廣井亮一編，加害者臨床，日本評論社.

▶▶17章

フロイト, G.（1996）「快感原則の彼岸」自我論集，竹田青嗣・中山元，ちくま学芸文書

ハーマン, J., 中井久夫訳（1999）心的外傷と回復　増補版，みすず書房

▶▶18章

高橋三郎・大野裕監訳（2014）DSM-5　精神疾患の分類と診断の手引，医学書院.

▶▶20章

American Psychiatric Association (2013) *Diagnostic and statistical manual of mental disorders*. DSM-5. Washington, DC: American Psychiatric Publishing.

傳田健三（2006）子どものうつと不安，新興医学出版.

公益法人日本小児医学会（2014）子ども虐待診療手引き.

★Topic──6

宮口幸治・宮口英樹編著（2014）不器用な子どもたちへの認知作業トレーニング，三輪書店.

宮口幸治（2015）コグトレ　みる・きく・想像するための認知機能強化トレーニング，　三輪書店.

宮口幸治（2016）1日5分！教室で使えるコグトレ　困っている子どもを支援する認知トレーニング122，東洋館出版社.

★Topic──7

増田梨花（2005）「読書療法の効果──不登校生徒への読み合わせの効果から──」精神療法，31　65-72頁.

増田梨花（2010）絵本を用いた臨床心理面接法に関する研究　不登校生徒に対する読み合わせ面接を通して，ナカニシヤ出版.

増田梨花（2011）「今，ここ」で人間関係をつなぐ絵本の活用　演習編──絵本を活用したワークショップの実践事例──　北陸学院大学臨床発達心理学リエゾン・ブックレット04，インフィニティー出版.

Masuda Rika (2012) Using picture books to connect people with the "here and now"──based on face-to-face interviews with absentee students──Hokuriku Gakuin University Clinical Developmental Psychology Workshop Liaison Booklet 08 Produced by Infinity Co, Ltd.

増田梨花（2016）「復興地におけるピア・サポート──絵本と音楽のコラボレーションイベントを通して──」日本ピア・サポート学会第15回総会・研（沖縄）大会抄録集，44頁.

村中李衣（2003）「絵本の読みあいからみえてくるもの」（特集2　読み聞かせ），児童文芸49(4)，44-51頁.

鄭平陽（2015）「中国における「ピア・サポートトレーニング」の実践及び展望──大学生への絵本を活用したプログラムの試みから──」立命館大学応用人間科学研究科修士論文，1-3頁.

第4部

▶▶21章

徳田完二（2007）「筋弛緩法における気分変化」立命館人間科学研究，13，1-7頁.

徳田完二（2008）「イメージ呼吸法と筋弛緩法による気分変化──2つの技法の共通点と相違点──」立命館人間科学研究，16，1-12頁.

徳田完二（1997）「心理的ストレスへの対処──気がかりの整理法」キャンパスヘルスガイド，No.21，北海道教育大学保健管理センター.

▶▶22章

森岡正芳（2005）うつし：臨床の詩学．みすず書房.

森岡正芳（2008）「自傷行為」特集：自傷行為への対応と援助，臨床心理学8-4，3-7頁.

Rogers, C.R. (1959) *A theory of therapy, personality and interpersonal relationships as developed in the client-centered framework.*伊藤博編訳（1967）　ロージァズ全集第8巻：パーソナリティ理論（第5章），岩崎学術出版.

Stern, D.N. (1985) *The Interpersonal World of the Infant.* New York: Basic Books. 小此木啓吾・丸田俊彦（監訳）（1991）乳児の対人世界──臨床編，岩崎学術出版.

▶▶23章

三田村仰・松見淳子（2010）「相互作用としての機能的アサーション」パーソナリティ研究，18(3)，220-232頁.

▶▶24章

American Psychiatric Association. (2015). *Diagnostic and statistical manual of mental disorders* (5th ed). Washington, DC: American Psychiatric Association.

Gross, J. J. (1998). The emerging field of emotion regulation: an integrative review. *Review of General Psychology*, 2(3), 271-299.

Gross, J. J., & Jazaieri, H. (2014). Emotion,emotion regulation, and clinical psychopathology: An affective science perspective. *Clinical Psychological Science*, 2, 387-401.

Hayes, S. C., Strosahl, K. D., & Wilson, K. G. (2012). *Acceptance and commitment therapy: The process and practice of mindful change*. New York: Guilford Press. 武藤崇・三田村仰・大月友（監訳）（2014）アクセプタンス＆コミットメント・セラピー：マインドフルな変容のためのプロセスと実践〔第二版〕，星和書店.

Werner, K., & Gross, J. J. (2010). Emotion regulation and psychopathology: A conceptual framework. In A. M. Kring & D. M. Sloan (Eds.), *Emotion regulation and psychopathology: A transdiagnostic approach to etiology and treatment* (pp. 13-37). NY: Guilford.

▶▶25章 ————————————————
河合隼雄（1980）家族関係を考える，講談社現代新書.

▶▶26章 ————————————————
竹内健児（2000）スクールカウンセラーが答える教師の悩み相談室，ミネルヴァ書房.

▶▶27章 ————————————————
厚生労働省（2017）平成29年度版厚生労働白書.

熊井三治（2013）誰もが分かる心療内科と精神科のお話し　身近な事例に学ぶメンタルヘルス，鞍手総合医学社.

▶▶29章 ————————————————
徳田完二（2000）「成長・変容を支えるさまざまな心理技法 I ——心理的援助の基盤と来談者中心カウンセリング」村瀬嘉代子・三浦香苗・近藤邦夫・西林克彦編，青年期の課題と支援，新曜社，114-119頁.

成田善弘（1989）青年期境界例，金剛出版.

▶▶30章 ————————————————
神谷美恵子（1974）こころの旅，日本評論社.

金井篤子編（2016）産業心理臨床実践：個（人）と職場・組織を支援する，ナカニシヤ出版.

加藤正明（監修）（1998）産業精神保健ハンドブック，中山書店.

★Topic——8
Kabat-Zinn, J. (1994). Wherever you go there you are: Mindfulness meditations in everyday life. New York: Hyperion.

　三田村仰（2016）マインドフルネス研修へのヒント：文脈的認知行動療法における「モノ化」エクササイズ．森下高治・本岡寛子・牧田香（編）働く人たちのメンタルヘルス対策と実務：実践と応用，155-171頁，ナカニシヤ出版.

★Topic ——9
橋本圭司（2007）高次脳機能障害　どのように対応するか，PHP新書.

国立障害者リハビリテーションセンター，高次脳機能障害情報・支援センター HP. http://www.rehab.go.jp/brain_fukyu/rikai/

山口研一郎（2017）高次脳機能障害——医療現場から社会をみる，岩波書店.

★Topic——10
文部科学省（2007）「児童生徒の教育相談の充実について——生き生きとした子どもを育てる相談体制づくり——（報告）」教育相談等に関する調査研究協力者会議.

文部科学省（2017）学校教育法施行規則の一部を改正する省令，平成29年3月14日公布.

★Topic—— 11　（文部科学省ホームページから閲覧可能）
文部科学省　スクールソーシャルワーカー実践活動事例集　各年版.

　文部科学省　教育相談等に関する調査研究協力者会議（平成27年12月4日〜）報告 2000（平成29）年1月20日.

★Topic──12

鶴田和美（1998）「学生生活とアイデンティティ形成」河合隼雄・藤原勝紀編, 学生相談と心理臨床, 金子書房. 79-88頁.

高石恭子・岩田淳子編著（2012）学生相談と発達障害, 学苑社.

★Topic──13

Boss P. (1999) *Ambiguous Loss Learning to live with unsolved grief.* Harvard University Press. (＝南山浩二訳（2005）「さよなら」のない別れ, 別れのない「さよなら」──あいまいな喪失, 学文社.)

藤森和美・藤森立男・山本道隆（1995）「北海道南西沖地震を体験した子どもの精神健康」精神療法, 92, 30-40頁.

河合隼雄（1995）心を蘇らせる──こころの傷を癒すこれからの災害カウンセリング, 講談社.

吉沅洪（2018）「文化の理解が促進する災害後のこころのケア」RADIANT. Ritsumeikan University Research Report. March 2018. Issue 8「こころ」, 20-21頁.

人名・事項索引

▶あ

愛着（アタッチメント）　19, 24, 41
愛着障害　59, 126
アイデンティティ　17, 19, 20, 34, 35, 40, 65, 88, 91, 114
アクセプタンス＆コミットメント・セラピー（ACT）　163, 164
アサーション　156
アスペルガー障害　132
アタッチメント→愛着
アルコール依存　56, 62
アルコール依存症　10, 128, 187, 198
アルコール症　178
安全基地　24
安全配慮義務　46, 197
アンチ・エイジング　64
アントノフスキー, A.　66, 74, 75

▶い

育児　48, 49, 53, 60, 173
育児ストレス　58, 60, 62, 187
育児相談　63
育児不安　58, 60, 61, 63
育児放棄　59
移行対象　26
いじめ　10, 32, 36, 60, 96, 97, 110, 112, 126, 131, 134, 135, 173, 185, 208
いじめ防止対策推進法　97, 98
異食症　134
依存症　178, 186
一貫性の感覚（SOC：sense of coherence）　66, 74
逸脱行動　135
遺尿症　134
居場所　41, 43, 44, 95, 96
異文化　90
遺糞症　134

今ここ（here and now）　151

イメージ呼吸法　144, 145
イヤイヤ期　26
陰性症状　118

▶う

うつ　65, 66, 120, 122, 130, 134, 202
うつ病　10, 21, 38, 39, 48, 49, 59, 120, 121, 154, 155, 178, 186, 197

▶え

エインズワース, M.　24
絵本　138
エリクソン, E. H.　9, 16, 17, 19, 23, 28, 34, 40, 130
エンカウンター・グループ　42
エンド・オブ・ライフ・ケア　80, 81

▶お

老い　64, 65, 67

▶か

回想法　21, 68
解離症状　114
解離性障害　132
解離性同一症／解離性同一性障害：DID（Dissociative Identity Disorder）　114
カウンセラー　45, 116, 126, 149, 151, 173, 192, 193, 199
カウンセリング　80, 148, 149, 151, 152, 153, 173, 182, 185, 192, 193, 199, 206, 210
加害者　115
過換気症候群　39
学業不振　29, 32
覚せい剤　128
学生相談　42, 45, 211
学童期　28

225

過呼吸症候群　125
家事育児　53, 54, 57, 61, 62
過重労働　50
家族会　186
家族のライフサイクル　20
カタルシス効果（浄化作用）　176
学校恐怖症（school phobia）　32, 94
学校ストレス　30, 31
家庭裁判所　107
家庭内殺人　110
家庭内別居　54
家庭内暴力　110, 123
過敏性腸症候群　39
仮面夫婦　54
カルチャーショック　90
加齢　64, 65
過労死　50, 101, 197
過労自殺　197
河合隼雄　76
看護師　59, 186, 189
感情調節（emotion regulation）　160, 161
感情労働　85
緘黙　185
緩和ケア　80

▶き
希死念慮　121
機能的アサーション（functional assertiveness）
　　157, 159
気分障害　10, 48, 104, 120, 122, 127
基本的信頼　17, 23, 24, 130
虐　待　33, 35, 53, 55, 59, 62, 82, 103, 112, 115,
　　126, 185, 208
虐待通告　33
キャノン, W. B.　10
キャリア発達　201
ギャング・グループ　42
キャンサー・サバイバー（がん体験者）　74
急性ストレス障害（ASD）　79
急性ストレス反応　126
キューブラー・ロス, E.　79
教育相談センター　185
境界性パーソナリティ障害　123
共感的理解　192, 194
強迫症　39
筋弛緩法　142, 143, 144

▶く
ぐ犯　106, 107, 108
グリーフ・ケア　79

▶け
刑事司法　106
芸術療法　115
傾聴　190
ゲートキーパー　105
結婚　52, 56
限局性学習障害／限局性学習症　29, 131, 132
健康職場モデル　47
健康生成　66, 74, 75
言語聴覚士　187
幻聴　118

▶こ
抗うつ薬　127
高次脳機能障害　186, 204
行動化　4, 5, 108, 110, 123
行動療法　134, 177
校内暴力　110
公認心理師　173
更年期障害　49
高齢　20, 64, 188
高齢者虐待　189
コーピング　31
国際結婚　56
コグトレ　136
心のケア　212, 213
心（こころ）の健康相談　186
心の専門家　172
心の理論　132
子育て　53, 54, 58, 59, 60, 61, 62, 64, 185
子育て支援　63
子育てのストレス　63
子育ての不安　187
孤独　171
子ども虐待　173
コラージュ療法　177

▶さ
サイコセラピスト　173
再婚　54, 55
作業療法士　186
里子　62
産後うつ　59
産婦人科医　59

▶し

死 76
ジェームズ, W. 112
ジェンダー 57
自我同一性 18, 130
時間的展望 20
自己意識 24, 26
自己一致 193
自己イメージ 7, 24
自己回復 149, 151
自己感 148, 149, 150
自己肯定感 37
自己効力感 30
自己コントロール 28, 115
自己主張 26, 28, 35, 156
自己受容 7, 149, 166
自己像 7
自己の回復 148, 151
自己の同一性 34
自己表現 156
自己不確実感 150
自己有能感 29
自己理解 7
死後離婚 55
自 殺 38, 47, 50, 55, 59, 77, 78, 79, 96, 97, 100,
　102, 104, 105, 114, 119, 121, 131, 196, 197
自殺企図 103
自殺未遂 122
自殺予防 79
事実婚 56
自死念慮 77
思春期 3, 17, 34, 35, 38, 39, 40, 77, 122, 127,
　148, 186
自傷 4, 36, 38, 77, 100, 102－105, 110, 114, 122,
　127, 148, 150
自助グループ 116, 117, 129
自然災害 212
四川大地震 212
自尊感情 29
児童期 3, 42, 130, 131
児童虐待 82, 110, 131, 133, 134
児童虐待防止法 33
児童相談所 33, 82, 107, 126, 184, 185
児童福祉法 184
児童養護施設 82, 83
自閉症スペクトラム障害／自閉スペクトラム症
　30, 131, 132, 134, 135
死別 54

司法臨床 109
社会的参照 23
社会的スキル（social skill） 45, 154, 155
社会的スキルトレーニング（SST） 155
社会的引きこもり 100
社会福祉士 187, 189, 208
社交不安症／社会不安障害 39, 104, 155
集団不適応 28
集団療法 115
終末期ケア 80
出産 58
シュナイダーの一級症状 118
シュナイドマン, E. 77, 79
受容 176, 193, 194
小1プロブレム 28
障害者手帳 187
条件付け理論 177
少子化 30
情緒応答性 150
情動焦点型対処 12, 72
少年院 107
少年司法 106, 107
職業性ストレス 47
触法 106, 107
助産師 59, 187
女性解放運動 113
女性センター 117
女性相談所 117
ショック期 8
自立 41, 45, 171
自律性 26
自立と依存の葛藤 35, 170
神経科 180
神経症 122, 178
神経性過食症 127
神経性習癖 26
神経性やせ症 127
神経内科 180
神経発達障害群 131
心身症 39, 56, 179
身体化 4, 5
身体的虐待 62
心的外傷後ストレス障害（PTSD） 38, 56, 79,
　113, 125, 126, 213
親密性 41
心理検査 173, 185, 188
心理−社会的危機 17, 40
心理−社会的発達 23

心理職　65, 122, 182
心理的危機　9
心理的虐待　62
心理的離乳　41
心療内科　178, 179
心理療法　39, 148, 153, 173, 174, 175, 176
心理療法家　173

▶す
睡眠障害　104
スキナー, B. F.　177
スクールカウンセラー（SC）　97, 99, 138, 206,
　208, 209
スクールカウンセリング　126
スクールソーシャルワーカー（SSW）　208, 209
スターン, D. N.　149, 150
ステップファミリー　55, 62
ストーカー　115
ストックホルム・シンドローム　115
ストレス関連性疾患　10, 48
ストレスコーピング　12, 32, 138, 161
ストレス耐性　12, 26, 48
ストレスチェック制度　197
ストレス反応　8, 12, 31, 48, 71
ストレスマネジメント　31
ストレッサー（ストレス源）　8, 10, 11, 31, 32,
　47, 48, 64, 66, 71, 84
スピリチュアル（霊的）　80, 81

▶せ
精神科　178, 179, 180
精神科医　183, 186
精神科診療所　180, 182
精神科病院　180, 181, 182
成人期　3, 19, 40, 134
成人後期　20
精神疾患　39, 62, 174
精神障害　47, 50
精神障害者　185
精神症状　4
精神分析療法　177
精神保健福祉士　182, 186, 187, 208
精神保健福祉センター　185
精神保健福祉法　185
精神力動療法　115
生存者使命　116
性的逸脱行動　126
性的虐待　62

性的成熟　34
性的マイノリティ　36
青年期　3, 17, 19, 34, 40, 41, 42, 45, 77, 101, 124,
　130, 131, 134, 148, 186
青年前期　20
性被害　38
性暴力　112, 113, 126
性役割　54
世界人権宣言　51
セクシャルハラスメント　49, 51, 115
セクシャルマイノリティ　86
摂食障害　10, 38, 39, 127, 132, 134, 148
セラピスト　149
セリエ, H.　8
セルフケア　201
選択緘黙症　134

▶そ
相談力　167, 170
壮年期　48
ソーシャルサポート　12
ソーシャルスキル　30
ソーシャルスキルトレーニング　96
ソーシャルネットワーク　51
素行症／素行障害　135

▶た
ターミナル・ケア　80
第一次反抗期　26
大学附属の相談センター　184
第二次性徴　34, 77, 130
第二次反抗期　41
タイプA　48
多重人格障害　114
断酒会　129

▶ち
地域医療支援病院　180, 181
地域包括支援センター　188, 189
チーム学校　209
チック　26, 135
知能検査　133
チャム・グループ　42
注意欠如・多動性障害／注意欠如・多動症
　131, 132
中年期　20, 35

228 ｜ 人名・事項索引

▶つ
爪嚙み　26

▶て
定期健康診断　46
デイケア　186
抵抗期　8
デイリーハッスルズ　9
デートDV　38
適応障害　104, 126
電話相談　184, 185, 187

▶と
トイレットトレーニング　26
同期行動　23
登校拒否（school refusal）　32, 43, 94
統合失調症　39, 104, 118, 119, 122, 127, 155,
　178, 186, 187
洞察　177
当事者グループ　186, 187
同性パートナーシップ制度　56
闘争か逃走か（fight or flight）　113
闘争－逃走反応　10
投薬　132, 134
トータル・ヘルスプロモーション・プラン（THP）
　196
特定機能病院精神科　180
ドメスティック・バイオレンス（DV）　37, 56,
　62, 82, 112, 113, 115, 173
トラウマ　9, 10, 21, 103, 112, 114, 115, 116, 117,
　126
トランザクショナルモデル　11

▶な
内的ワーキング・モデル　24, 25
内面化　4, 5

▶に
二次障害　134, 135
二次被害　117
乳幼児期　22, 28, 133
妊娠　58
認知行動療法　115, 124, 127, 132, 162, 177, 202
認知症　64, 186, 189, 213
認知療法　125

▶ね
ネグレクト　62

▶は
パーソナリティ　2, 3, 4, 5, 39, 176
パーソナリティ障害　122, 127, 202
ハーマン, J.　115
バーンアウト　85
暴露療法　125
箱庭療法　177
8か月不安（人見知り）　23
発達課題　3, 5, 9, 20, 21, 34, 45, 130
発達検査　188
発達障害（がい）　30, 85, 104, 178, 186, 187,
　188, 211
発達障害者支援センター　187, 188
発達障害者支援法　187
抜毛症・皮膚むしり症　135
パニック障害　10, 48, 124, 125
パニック発作　124
パブロフ, I.　177
ハラスメント　10, 51, 101, 112
パワーハラスメント　51
反抗期　77
晩婚化　52
犯罪　106, 107, 108
反社会性人格障害　135
反社会的な行動　174
阪神淡路大震災　113, 212
汎適応性症候群　8

▶ひ
ピア・グループ　42
ピア・サポート　98, 99
被害者　112, 115
被害者支援　117
東日本大震災　125
引きこもり　5, 60, 104, 105, 131, 186, 187
非行　106, 107, 108, 110, 111, 185
非婚　52
悲嘆（グリーフ）　79
ひとり親　61
表現療法　177

▶ふ
不安　4, 27
不安症／不安障害　10, 48, 132, 154
ファンツ, R. L.　22
夫婦のライフサイクル　52
夫婦別姓　56
複雑性PTSD　56

物質乱用　114
不登校　4，32，37，43，44，60，94，95，96，131，
　138，173，185，208
不妊　88
プレイセラピー　177
フラッシュバック　113，125
振り込め詐欺　110
フリースクール　95，96
ブリッジズ，K. M. B.　23
フロイト，S.　17，112，177

▶へ
米国立労働安全衛生研究所（NIOSH）　47，200
ベトナム帰還兵　113

▶ほ
保育士　84
暴力　4，38，208
ボウルビィ，J.　24
ホームズ，T. H.とレイ，R. H.　9，71
保健師　59，186，187，189
保健所　186
保健センター　187
保護観察　107
母子家庭　61
ホスピス・ケア　80

▶ま
マインドフルネス　164，165，202
マタニティハラスメント　49，61
マタニティブルー　58

▶み
未婚　52

▶む
無差別殺人事件　125

▶め
メール相談　187
メンタルヘルス指針　47

▶も
妄想　118
モラトリアム　130
問題解決志向療法　115
問題焦点型対処　12，72

▶や
薬物療法　124，125，173，174
夜尿　185

▶ゆ
指吸い　26
夢分析療法　177

▶よ
養子　62
幼児期　3，20，123
予期不安　124，149
抑うつ　4，34，80，101，118，120，123，127，162，
　210

▶ら
来談者中心療法　176
ライフイベント　39，65，71
ライフサイクル　9，22，48，49，52，210
ライフリスク　10
ライフレビュー　21，68
ラインによるケア　197，199
ラザラス，R.　9，11，12，72，73，75

▶り
離婚　54，55，173
離乳　25，26
流産・死産　58
リラクセーション　12，142
リワーク・プログラム　198
臨床心理士　173，186，187

▶れ
レヴィンソン，D.　19
レジリエンス　12，21，48，66
劣等感　9，29

▶ろ
老年期　3，19，21，40
ロジャーズ，C.　176，193
ロミオとジュリエット効果　13

▶わ
ワーカホリズム　201
ワーク・エンゲイジメント　201
和辻哲郎　67

▶アルファベット（A～Z）

ASD（Acute Stress Disorder）　113

ACT→アクセプタンス＆コミットメント・セラ
　ピー

DSM-5　32, 113, 114, 118, 120, 131, 132, 133,
　161

DV→ドメスティック・バイオレンス

EAP（Employee Assistance Program）　198

EMDR　115

ICD-10　32

LGBT　86

PTSD→心的外傷後ストレス障害

PTG（post traumatic growth）　21

QOL（生命の質）　74, 80

SNS（ソーシャル・ネットワーキング・サービス）
　35, 38, 78, 79, 100

SSW→スクールソーシャルワーカー

▶執筆者紹介　　＊印は編者

＊徳田 完二（とくだ・かんじ）　　立命館大学大学院人間科学研究科教授
第1部1章，第4部21章，29章，Topic12

＊竹内 健児（たけうち・けんじ）　　立命館大学大学院人間科学研究科教授
第4部25章，26章，30章

＊吉　沅洪（きつ・げんこう）　　立命館大学大学院人間科学研究科教授
第2部7章，Topic5，13

赤田 太郎（あかだ・たろう）　　四條畷学園短期大学専任講師，立命館大学非常勤講師
第1部2章，第2部8章，Topic2，10

安田 裕子（やすだ・ゆうこ）　　立命館大学総合心理学部教授
第2部3章，Topic4

樋口 亜瑞佐（ひぐち・あずさ）　　愛知教育大学教育科学系准教授・立命館大学非常勤講師
第2部4章，5章，第3部15章，Topic1，3

窪田 容子（くぼた・ようこ）　　フェリアン所長，立命館大学非常勤講師
第2部6章，9章，10章

森岡 正芳（もりおか・まさよし）　　立命館大学総合心理学部教授
第2部11章，第4部22章

斎藤 清二（さいとう・せいじ）　　立命館大学総合心理学部教授
第2部12章，13章

増田 梨花（ますだ・りか）　　立命館大学大学院人間科学研究科教授
第3部14章，Topic7

廣井 亮一（ひろい・りょういち）　　立命館大学総合心理学部教授
第3部16章

村本 邦子（むらもと・くにこ）　　立命館大学大学院人間科学研究科教授
第3部17章

宮口 幸治（みやぐち・こうじ）　　立命館大学産業社会学部教授
第3部18章，19章，Topic6

原　幸一（はら・こういち）　　愛知教育大学教育科学系教授
第3部20章

三田村 仰（みたむら・たかし）　　立命館大学総合心理学部准教授
第4部23章，24章，Topic8

藤　信子（ふじ・のぶこ）　　元立命館大学大学院人間科学研究科教授
第4部27章，Topic9

川村 雅之（かわむら・まさゆき）　　児童相談所児童心理司
第4部28章

野田 正人（のだ・まさと）　　立命館大学産業社会学部教授
Topic11

▶編者紹介

德田　完二（とくだ・かんじ）

京都大学大学院教育学研究科博士後期課程退学
現　在　立命館大学大学院人間科学研究科教授
【主要業績】
収納イメージ法　創元社，2009
心理療法とイメージ　岩波書店（共著），2001
学生相談と心理臨床　金子書房（分担執筆），1998

竹内　健児（たけうち・けんじ）

京都大学大学院教育学研究科博士後期課程学修認定退学
現　在　立命館大学大学院人間科学研究科教授
【主要業績】
心理検査を支援に繋ぐフィードバック；事例でわかる心理検査の伝え方・活かし方〔第2集〕，
　金剛出版（編著），2016
Q&Aで学ぶ心理療法の考え方・進め方　創元社，2015
ドルトの精神分析入門　誠信書房，2004

吉　沅洪（きつ・げんこう）

名古屋大学大学院教育学研究科博士後期課程学修認定退学
現　在　立命館大学大学院人間科学研究科教授
【主要業績】
バウムテスト〔第三版〕，重慶出版社，中国，2017
心理トラウマ治療技法の解析，重慶出版社（共編著），中国，2016
日中比較による異文化適応の実際　渓水社，2003

メンタルヘルスの道案内
現代を生きる30章

2018年12月20日　初版第1刷発行
2021年8月20日　初版第2刷発行

　　　　　　　　徳　田　完　二
　編　者　　竹　内　健　児
　　　　　　　　吉　　沅　洪
　発行所　　(株)北大路書房

　　　　　〒603-8303　京都市北区紫野十二坊町12-8
　　　　　電　話　(075)431-0361(代)
　　　　　FAX　(075)431-9393
　　　　　振　替　01050-4-2083

企画・編集制作　秋山　泰（出版工房ひうち：燧）
装　丁　　　　　上瀬奈緒子（綴水社）
印刷・製本　　　創栄図書印刷（株）

ISBN 978-4-7628-3049-5　C3011　Printed in Japan©2018
検印省略　落丁・乱丁本はお取替えいたします。

・ JCOPY 〈㈳出版者著作権管理機構　委託出版物〉
本書の無断複写は著作権法上での例外を除き禁じられています。
複写される場合は，そのつど事前に，㈳出版者著作権管理機構
（電話 03-5244-5088, FAX 03-5244-5089, e-mail: info@jcopy.or.jp）
の許諾を得てください。